Tassilo Marchetti

Thérapies hormonales

Science, application et perspectives

bup

Tassilo Marchetti

Thérapies hormonales

Science, application et perspectives

Imprimé : ISBN 978-3-69035-249-9
eBook : ISBN : 978-3-69035-257-4

Numéro de commande : 1848
Également disponible en eBook

© Bremen University Press, 2025.
L'utilisation du manuscrit, en tout ou en partie, sans l'accord écrit préalable de la maison d'édition est interdite.

Presse universitaire de Brême
Fahrenheitstr. 11
D-28359 Brême

bup@bremenuniversitypress.com
www.bremenuniversitypress.com

Tassilo Marchetti

Thérapies hormonales

Science, application et perspectives

Aperçu

INTRODUCTION	8
PARTIE I : PRINCIPES DE BASE DE L'HORMONOTHÉRAPIE	13
PARTIE II : UTILISATION DES THÉRAPIES HORMONALES	70
PARTIE III : BÉNÉFICES, RISQUES ET CONTROVERSES	103
PARTIE IV : L'AVENIR DES THÉRAPIES HORMONALES	113
MOT DE LA FIN	123
INDEX	126

Table des matières

INTRODUCTION	**8**
Définition des termes	8
Aperçu historique	10
Pertinence du sujet	11
PARTIE I : PRINCIPES DE BASE DE L'HORMONOTHÉRAPIE	**13**
Biochimie et physiologie des hormones	**13**
Diagnostic des troubles hormonaux	**15**
Méthodes de mesure des hormones	15
Tests sanguins	16
Tests de salive	17
Analyses d'urine	20
Imagerie	22
Symptômes typiques et leur interprétation	**24**
Fatigue et prise de poids	24
Perte de poids involontaire, nervosité et tachycardie	27
Troubles menstruels et infertilité	29
Fractures et faiblesse musculaire	32
Hypertension et troubles électrolytiques	35
Rôle de la génétique et des facteurs épigénétiques	**37**
Maladies monogéniques	38
Influences polygéniques	41
Facteurs épigénétiques	44
Types d'hormones utilisées en thérapie	**47**
Hormones stéroïdes	47
Œstrogène et progestérone	47
Testostérone	50
corticostéroïdes (par ex. cortisol, prednisone)	53

Hormones peptidiques	54
Insuline	54
Hormone de croissance (somatropine)	55
Glucagon	56
Érythropoïétine (EPO)	57
Hormones thyroïdiennes	58
Lévothyroxine (T4 synthétique)	58
Liothyronine (T3 synthétique)	59
Antithyroïdiens	61
Hormones synthétiques et bio-identiques	62
Hormones synthétiques	62
Hormones bio-identiques	64
Importance des hormones dans la thérapie	**66**
PARTIE II : UTILISATION DES THÉRAPIES HORMONALES	**70**
L'hormonothérapie en gynécologie	**70**
Ménopause et symptômes de la périménopause	70
Thérapie hormonale de substitution (THS) : Indications, bénéfices et risques	71
Prévention et traitement de l'ostéoporose	74
Alternatives au traitement hormonal de substitution	**77**
Bisphosphonates	77
Indications et avantages des bisphosphonates	78
Formes d'application et dosage	78
Effets secondaires et restrictions	79
Denosumab	79
Mécanisme d'action du dénosumab	80
Avantages du dénosumab	80
Risques du dénosumab	82
Restrictions et problème d'arrêt	82
Modulateurs sélectifs des récepteurs aux œstrogènes (SERMs)	83
Vitamine D et calcium	86

L'hormonothérapie en andrologie	88
Traitements hormonaux en médecine de la reproduction	91
Oncologie et hormonothérapie	94
Médecine transgenre et hormonothérapie	97
Pédiatrie et troubles de la puberté	100
PARTIE III : BÉNÉFICES, RISQUES ET CONTROVERSES	**103**
Avantages de l'hormonothérapie	103
Risques et effets secondaires	105
Controverses et débats de société	109
PARTIE IV : L'AVENIR DES THÉRAPIES HORMONALES	**113**
Nouveaux développements et technologies	113
Approches alternatives	115
Perspectives de recherche	119
MOT DE LA FIN	**123**
INDEX	**126**

Introduction

Définition des termes

L'hormonothérapie désigne un traitement médical dans lequel des hormones sont administrées ou régulées afin d'influencer des processus physiologiques, de traiter des maladies ou de soulager des symptômes. Les hormones sont des messagers chimiques , produits par les glandes endocrines, qui contrôlent une multitude de fonctions biologiques dans le corps, notamment le métabolisme , la croissance , la reproduction et la régulation de l'humeur. L'hormonothérapie peut prendre différentes formes et s'appliquer à différents domaines, en fonction de l'objectif visé.

En principe, l'hormonothérapie se divise en deux catégories principales : l'administration d'hormones et le blocage ou la régulation de la production d'hormones par l'organisme.

Le premier est souvent utilisé en cas de déséquilibre hormonal ou de déficit hormonal , comme dans le cas d'un traitement de substitution. Des exemples typiques sont l'administration d'insuline en cas de diabète mellitus, l'administration d'hormones thyroïdiennes en cas d'hypothyroïdie (hypothyroïdie) ou le traitement hormonal de substitution (THS) chez les femmes ménopausées pour soulager les symptômes de la ménopause.

La seconde, qui consiste à bloquer ou à moduler l'action des hormones, est particulièrement pertinente en oncologie, notamment pour les tumeurs hormonodépendantes comme le cancer du sein ou de la prostate. Dans ce cas, on utilise des substances qui soit inhibent la production de certaines hormones, soit bloquent leur action sur les cellules cibles. De tels traitements peuvent ralentir ou stopper la croissance des cellules tumorales hormonodépendantes.

L'hormonothérapie est également utilisée dans d'autres contextes médicaux. Dans la médecine de la reproduction, elle est utilisée pour réguler le cycle menstruel, pour favoriser la maturation des ovules ou pour déclencher l'ovulation. En médecine transgenre, elle soutient le processus d'adaptation au sexe en administrant par exemple de la testostérone ou des œstrogènes afin d'adapter les caractères sexuels secondaires au sexe souhaité.

Malgré son large spectre d'utilisation, l'hormonothérapie n'est pas exempte de risques et d'effets secondaires. Le traitement nécessite une évaluation minutieuse de la balance bénéfices/risques ainsi qu'une surveillance continue. Parmi les effets secondaires possibles, on peut citer les thromboses, les troubles métaboliques, une tendance accrue au cancer dans certains contextes et des effets indésirables sur le système cardiovasculaire. Le choix des hormones, des dosages et des modes d'application appropriés est donc décisif pour le succès et la sécurité du traitement.

L'hormonothérapie est une stratégie de traitement médical polyvalente et efficace, utilisée de manière ciblée dans différents types de pathologies. Son utilisation repose sur une compréhension approfondie de la régulation endocrinienne et nécessite une adaptation individuelle aux besoins et à l'état de santé des patients.

Aperçu historique

L'histoire de l'hormonothérapie est étroitement liée à la découverte et à la compréhension des hormones, des messagers chimiques qui contrôlent de nombreux processus physiologiques dans le corps. Les premières indications sur les mécanismes d'action hormonaux remontent au 19e siècle, lorsque Arnold Berthold a démontré, par des expériences sur des coqs castrés, que les glandes sécrètent des substances qui influencent le développement des organismes. Le terme "hormone" a été inventé en 1905 par Ernest Starling et William Bayliss, qui ont décrit la transmission de signaux chimiques entre les organes. L'effet thérapeutique des extraits glandulaires a été reconnu très tôt, par exemple dans le traitement de l'hypothyroïdie ou l'utilisation réussie pour la première fois en 1921 de l'insuline pour le traitement du diabète. La découverte et l'isolement d'hormones telles que la cortisone, l'œstrogène, la progestérone et la testostérone dans les années 1930 conduisent au développement de thérapies hormonales spécifiques. Cela a révolutionné le traitement de nombreuses maladies telles que la polyarthrite rhumatoïde, les cancers hormonodépendants et les troubles de la ménopause. Le développement des contraceptifs oraux dans les années 1950 a marqué une étape sociale et médicale en permettant aux femmes de contrôler leur procréation . Avec les progrès de la biotechnologie dans les années 1980, des hormones synthétiques sont devenues disponibles, offrant une plus grande pureté et efficacité. Dans la médecine moderne, l'hormonothérapie a de nombreuses applications, notamment en oncologie , en médecine de la reproduction ou en médecine du genre. Des approches plus récentes misent sur les thérapies personnalisées, les hormones bio-identiques et l'utilisation de technologies recombinantes pour améliorer la précision et la sécurité du traitement. Cette évolution continue montre le rôle central de l'hormonothérapie dans la médecine et son potentiel pour les innovations futures.

Pertinence du sujet

Les thérapies hormonales sont d'une importance capitale du point de vue médical, social et scientifique, car elles régulent de multiples fonctions dans le corps humain et permettent de traiter de nombreuses maladies ou d'en atténuer les symptômes. D'un point de vue médical, elles permettent de corriger de manière ciblée les déséquilibres hormonaux dus à des troubles endocriniens, au processus naturel de vieillissement ou à des maladies. Ils sont essentiels pour le traitement de maladies chroniques telles que le diabète mellitus, l'hypothyroïdie ou l'ostéoporose , mais aussi pour le traitement de tumeurs hormono-dépendantes telles que le cancer du sein et de la prostate . De même, elles jouent un rôle important dans la médecine de la reproduction et offrent des options efficaces aux personnes qui ne parviennent pas à concevoir un enfant . Sur le plan social, les thérapies hormonales contribuent à l'amélioration de la qualité de vie, en particulier chez les femmes pendant et après la ménopause , chez les personnes transgenres dans le cadre de la réassignation sexuelle et grâce au développement des contraceptifs hormonaux , qui ont révolutionné le planning familial. Leur importance va toutefois au-delà des bénéfices individuels, puisqu'ils ont également suscité des débats de société sur le genre, la reproduction et la santé. D'un point de vue scientifique, les thérapies hormonales favorisent la recherche sur les réseaux endocriniens complexes et poussent à l'innovation dans le domaine de la biotechnologie, notamment grâce au développement d'hormones synthétiques ou recombinantes. Ces progrès contribuent non seulement à l'amélioration des options thérapeutiques, mais ouvrent également de nouvelles perspectives dans le domaine de la médecine personnalisée, en permettant d'adapter plus précisément les thérapies aux caractéristiques génétiques et moléculaires des individus. Dans l'ensemble, les thérapies hormonales **sont un élément indispensable de la médecine moderne, car elles favorisent à la fois la santé individuelle et les développements sociaux et scientifiques.**

Partie I : Principes de base de l'hormonothérapie

Biochimie et physiologie des hormones

Les hormones sont des messagers chimiques, produites par des cellules spécialisées, généralement dans des glandes endocrines, et libérées dans la circulation sanguine pour influencer des cellules cibles éloignées. Elles régulent de nombreux processus physiologiques tels que la croissance, le métabolisme, la reproduction et l'homéostasie. D'un point de vue biochimique, les hormones peuvent être réparties en trois classes principales : Les hormones peptidiques, les hormones stéroïdes et les dérivés d'acides aminés. Les hormones peptidiques, comme l'insuline et le glucagon, sont constituées de chaînes d'acides aminés, tandis que les hormones stéroïdes, comme le cortisol et les œstrogènes, sont dérivées du cholestérol. Les dérivés d'acides aminés, comme l'adrénaline et la thyroxine, sont issus de modifications d'acides aminés individuels.

La production d'hormones a lieu dans des glandes endocrines spécialisées, comme l'hypophyse, la thyroïde, les surrénales ou les glandes sexuelles. Ces glandes sont régulées par un réseau complexe de mécanismes de rétroaction qui permettent de contrôler avec précision les niveaux d'hormones. L'hypothalamus joue un rôle central dans ce processus en influençant l'hypophyse et, par la suite, les glandes endocrines périphériques par le biais d'hormones de libération ou d'inhibition. Par exemple, la libération des hormones thyroïdiennes est contrôlée par l'axe hypothalamo-hypophyso-thyroïdien.

L'action des hormones se fait par le biais de récepteurs spécifiques sur ou dans les cellules cibles. Ces récepteurs sont hautement spécifiques à certaines hormones et peuvent être localisés soit au niveau de la membrane, soit au niveau intracellulaire. Les hormones hydrosolubles, telles que les hormones peptidiques, se lient aux récepteurs situés à la surface des cellules, car elles ne peuvent pas traverser la membrane cellulaire. Cette liaison au récepteur active des voies de transduction du signal, généralement via des récepteurs couplés à la protéine G ou des tyrosines kinases, qui mobilisent des messagers secondaires comme l'AMPc ou le calcium, déclenchant ainsi une cascade de réactions intracellulaires. En revanche, les hormones lipophiles telles que les hormones stéroïdes et les hormones thyroïdiennes peuvent diffuser à travers la membrane cellulaire et se lier aux récepteurs intracellulaires. Le complexe hormone-récepteur pénètre dans le noyau cellulaire où il influence directement l'expression des gènes et déclenche ainsi des effets à long terme comme la biosynthèse des protéines.

La régulation de l'action des hormones se fait à plusieurs niveaux : Outre la synthèse et la sécrétion des hormones, les protéines de transport, la densité des récepteurs et l'activation ou l'inhibition des voies de signalisation en aval jouent un rôle. Une homéostasie est assurée via des boucles de rétroaction négative, comme l'inhibition des hormones hypothalamiques par des niveaux d'hormones périphériques. La rétroaction positive est plus rare, mais se produit par exemple lors de l'ovulation ou pendant l'accouchement.

En résumé, les hormones sont des régulateurs essentiels du corps dont la fonction repose sur une biochimie précise, une régulation physiologique complexe et des mécanismes de transduction de signaux spécifiques. Cette interaction permet l'adaptation aux conditions internes et externes changeantes et constitue la base du contrôle hormonal des multiples fonctions du corps.

Diagnostic des troubles hormonaux

Le diagnostic des troubles hormonaux est aujourd'hui un élément essentiel de la médecine endocrinologique, étant donné que les déséquilibres hormonaux peuvent provoquer une multitude de symptômes et de maladies. Le diagnostic comprend des mesures biochimiques, des techniques d'imagerie et des analyses génétiques afin d'identifier les causes sous-jacentes et de déterminer le traitement optimal.

Méthodes de mesure des hormones

La méthode centrale de diagnostic des troubles hormonaux est la détermination des taux d'hormones dans différents liquides corporels.

Tests sanguins

Tests sanguins sont la méthode la plus utilisée pour le diagnostic des troubles hormonaux, car ils permettent une quantification précise et fiable des concentrations hormonales . Ils offrent de nombreuses possibilités d'application pour évaluer à la fois les niveaux hormonaux basaux et leur régulation et leur capacité à réagir à des stimuli externes. Les hormones thyroïdiennes telles que la triiodothyronine (T3), la thyroxine (T4) et l'hormone thyréostimulante (TSH) sont mesurées en routine afin d'évaluer le fonctionnement de la thyroïde . Des taux élevés ou faibles de ces hormones fournissent des informations sur des maladies telles que l'hypothyroïdie ou l'hyperthyroïdie et leurs causes possibles, telles que les maladies auto-immunes ou la carence en iode . Les hormones sexuelles telles que les œstrogènes , la testostérone et la progestérone sont également souvent analysées, notamment en cas d'infertilité , de troubles du cycle menstruel, de problèmes de puberté ou de thérapies hormonales. Leurs taux permettent un diagnostic différencié des troubles de la fonction gonadique, des déséquilibres hormonaux de la ménopause ou de l'hypogonadisme .

La mesure des hormones surrénales telles que le cortisol et l'aldostérone est essentielle pour le diagnostic de maladies telles que le syndrome de Cushing , l'insuffisance surrénale ou le syndrome de Conn . Les taux de cortisol peuvent être contrôlés dans le cadre d'un test d'inhibition de la dexaméthasone ou d'un test de stimulation à l'ACTH afin d'évaluer le fonctionnement de l'axe hypothalamo-hypophyso-surrénalien. L'aldostérone est souvent mesurée en combinaison avec la rénine afin d'évaluer le système rénine-angiotensine-aldostérone, notamment en cas d'hypertension ou de troubles électrolytiques.

Les hormones pancréatiques telles que l'insuline et le glucagon sont également prises en compte dans l'analyse hormonale. Les taux d'insuline sont essentiels pour le diagnostic et le suivi du diabète mellitus ou de la résistance à l'insuline, tandis que le glucagon est pertinent pour l'évaluation des états hypoglycémiques ou des tumeurs du pancréas. Les tests sanguins permettent non seulement de mesurer les taux d'hormones absolus, mais aussi d'étudier les processus dynamiques en enregistrant la réaction du système endocrinien à des stimuli ou des inhibitions ciblés. Les tests de stimulation, comme le test de stimulation à l'ACTH ou le test de tolérance au glucose, et les tests de suppression, comme le test d'inhibition à la dexaméthasone, fournissent des indications décisives sur les dysfonctionnements au sein des boucles de régulation hormonales complexes. Ces méthodes offrent une base précise pour l'établissement d'un diagnostic et la planification de thérapies individuelles.

Tests de salive

Les tests salivaires jouent un rôle de plus en plus important dans le suivi et l'adaptation des traitements hormonaux, car ils offrent une méthode précise et non invasive pour déterminer les niveaux d'hormones libres et biologiquement actives . Contrairement aux tests sériques , dans lesquels une grande partie des hormones est liée à des protéines de transport et ne reflète donc pas directement la fraction bioactive, l'analyse de la salive permet de mesurer directement les hormones qui agissent réellement sur tissus cibles. Cela la rend particulièrement précieuse pour l'ajustement fin des thérapies hormonales.

L'un des principaux domaines d'application des tests salivaires est le traitement par des hormones sexuelles, telles que l'œstrogène , la progestérone et la testostérone , par exemple chez les femmes ménopausées ou chez les hommes souffrant d'un déficit en testostérone. La mesure des hormones salivaires permet de surveiller les effets des hormones administrées sur le taux biodisponible dans l'organisme. Cela permet d'éviter les surdosages et de minimiser les effets secondaires . De même, on s'assure que le dosage est suffisant pour obtenir des effets thérapeutiques sans surcharger inutilement l'équilibre hormonal.

L'analyse de la salive s'est également révélée utile dans le cadre d'un traitement par hormones surrénales , comme le cortisol ou la DHEA. En particulier chez les patients souffrant d'insuffisance surrénale ou de stress chronique, il est important de contrôler régulièrement l'effet des hormones substituées. Les tests salivaires offrent la possibilité de reproduire les variations circadiennes et de développer ainsi une stratégie de dosage individualisée qui s'oriente sur les rythmes hormonaux naturels . Cette adaptation précise est essentielle pour éviter à la fois un sous-approvisionnement et un surdosage, qui pourraient entraîner des problèmes de santé importants à long terme.

Un autre avantage des tests salivaires dans le cadre des thérapies hormonales est la possibilité de les utiliser soi-même. Les patients peuvent prélever des échantillons confortablement chez eux, ce qui augmente considérablement l'acceptation et l'observance. Ceci est particulièrement important pour les thérapies à long terme qui nécessitent des contrôles réguliers. La facilité d'utilisation et la possibilité de prélever des échantillons à différents moments de la journée permettent un suivi complet et détaillé qui serait difficile à mettre en œuvre dans des cadres cliniques avec des prises de sang.

Tests salivaires contribuent également à l'optimisation de la médecine personnalisée, car ils permettent aux médecins d'adapter le traitement aux besoins individuels du patient. Ceci est particulièrement pertinent dans le cas de troubles hormonaux complexes, pour lesquels les dosages standard sont souvent insuffisants ou peuvent entraîner des effets indésirables. Grâce au contrôle régulier des taux d'hormones libres dans la salive, les plans de traitement peuvent être adaptés de manière dynamique afin d'obtenir le meilleur succès thérapeutique possible.

Analyses d'urine

L'échantillon d'urine collectée sur 24 heures est une méthode établie pour évaluer l'excrétion hormonale et fournit des informations diagnostiques précieuses, en particulier pour les hormones stéroïdes telles que le cortisol ou les catécholamines . Contrairement aux mesures ponctuelles dans le sang ou la salive, cette méthode permet une saisie intégrative de l'activité hormonale sur une longue période. Cela permet de compenser les variations du taux d'hormones , dues au rythme circadien ou à des réactions aiguës de stress, ce qui permet une évaluation plus complète du statut hormonal.

Dans l'étude des hormones stéroïdes telles que le cortisol , le prélèvement d'urine sur 24 heures joue un rôle central, notamment dans le diagnostic de maladies telles que le syndrome de Cushing ou l'insuffisance surrénale . On mesurant la quantité totale de cortisol libre excrétée dans l'urine au cours de la journée, il est possible d'obtenir des indications sur l'hyperfonction ou l'hypofonction des glandes surrénales . Cette méthode est particulièrement utile pour identifier des troubles subtils qui pourraient éventuellement passer inaperçus lors d'un prélèvement unique de sang ou de salive.

L'échantillon d'urine collectée sur 24 heures est également un outil de diagnostic décisif pour l'analyse des catécholamines telles que l'adrénaline , la noradrénaline et leurs métabolites, par exemple l'acide vanillo-mandélique . Ces hormones, qui jouent un rôle important dans la réponse au stress et la régulation du système cardiovasculaire, sont libérées de manière épisodique, ce qui rend difficile l'interprétation des mesures individuelles. Le recueil sur 24 heures permet de faire la moyenne de ces variations et d'obtenir une image plus précise de l'activité catécholaminergique. Ceci est particulièrement important pour le diagnostic de tumeurs telles que les phéochromocytomes, qui provoquent une production excessive de ces hormones.

Le prélèvement d'urine sur 24 heures présente également des avantages dans l'évaluation des effets et le contrôle des thérapies hormonales. Elle offre la possibilité de surveiller l'effet des hormones administrées ou de leurs précurseurs sur une période prolongée. En particulier chez les patients traités par des hormones stéroïdes ou des substances de type catécholamines, cette méthode peut aider à adapter le traitement de manière optimale et à éviter les effets secondaires indésirables dus à un surdosage ou à un sous-dosage.

Bien que cette méthode soit considérée comme fiable et pertinente, elle n'est pas sans défis. Le recueil correct de l'urine pendant 24 heures requiert une grande compliance de la part des patients. Des prélèvements erronés ou des collectes incomplètes peuvent fausser les résultats. Néanmoins, cette méthode reste un outil de diagnostic important, notamment en endocrinologie, car elle permet d'avoir une vision globale de l'activité hormonale de l'organisme.

Imagerie

Les méthodes d'imagerie telles que l'échographie , la tomographie assistée par ordinateur (CT), l'imagerie par résonance magnétique (MRT) et la scintigraphie sont des outils de diagnostic essentiels pour la détection d'anomalies structurelles dans les organes producteurs d'hormones. Ces méthodes complètent les analyses biochimiques et permettent de localiser et de caractériser avec précision les changements susceptibles de provoquer des déséquilibres hormonaux , tels que des tumeurs ou d'autres processus pathologiques.

L'**échographie** est souvent utilisée comme test de première intention, notamment pour l'examen de la thyroïde . Elle offre une possibilité non invasive et non irradiante d'évaluer la taille, la structure et les éventuels nodules de la thyroïde. Les appareils modernes à haute résolution permettent de détecter même les petites lésions et d'évaluer leurs propriétés échogènes, ce qui peut donner des indications sur leur bénignité ou leur malignité. De plus, l'échographie Doppler permet d'analyser l'irrigation sanguine des nodules thyroïdiens ou d'autres tissus suspects.

La **tomodensitométrie (CT)** joue un rôle important dans l'évaluation des organes producteurs d'hormones comme les glandes surrénales . Elle permet d'obtenir des images transversales détaillées qui sont utiles pour identifier des tumeurs, des kystes ou d'autres modifications. La TDM est particulièrement utile pour l'évaluation des adénomes ou des carcinomes surrénaliens, car elle permet de visualiser avec précision la taille, la densité et les caractéristiques morphologiques des lésions. En outre, elle est souvent utilisée pour le diagnostic de staging des tumeurs afin de détecter d'éventuelles métastases.

L'**imagerie par résonance magnétique (IRM)** est une autre technique hautement spécialisée qui a fait ses preuves, notamment pour l'examen de l'hypophyse . Comme l'hypophyse est un organe petit mais extrêmement important produisant des hormones dans le crâne, l'IRM, avec son excellente représentation des parties molles, offre la possibilité de visualiser des microadénomes ou d'autres anomalies structurelles liées à des dysfonctionnements hormonaux comme l'acromégalie, la maladie de Cushing ou le présage de prolactine. Par rapport au scanner, l'IRM a l'avantage de ne pas nécessiter de radiations ionisantes, ce qui la rend adaptée aux examens répétés.

La **scintigraphie** est une technique d'imagerie fonctionnelle principalement utilisée en endocrinologie. Dans le cas de la thyroïde , elle est utilisée pour identifier les nodules dits "chauds" ou "froids", ce qui est essentiel pour différencier les lésions bénignes des lésions potentiellement malignes. Dans le diagnostic des glandes surrénales, la scintigraphie peut être utilisée pour localiser des tumeurs fonctionnelles telles que les phéochromocytomes ou les adénomes à activité hormonale . Elle offre l'avantage d'évaluer non seulement la structure, mais aussi la fonction des organes, ce qui est particulièrement important lors de la planification d'un traitement.

Ces méthodes d'imagerie sont des éléments indispensables dans le diagnostic des maladies des organes producteurs d'hormones. Elles fournissent des informations détaillées sur l'anatomie et la fonction de ces organes et permettent ainsi d'établir un diagnostic précis. Grâce à leur utilisation, des anomalies structurelles telles que des tumeurs, des kystes ou des hyperplasies peuvent être détectées efficacement et servir de base à des décisions thérapeutiques ultérieures.

Symptômes typiques et leur interprétation

Les troubles hormonaux se manifestent souvent par des symptômes non spécifiques qui nécessitent une évaluation clinique minutieuse. Voici quelques exemples de symptômes typiques et de leurs causes hormonales.

Fatigue et prise de poids

L'épuisement et la prise de poids sont souvent des symptômes non spécifiques, mais qui peuvent indiquer de graves troubles endocriniens comme l'hypothyroïdie ou l'insuffisance surrénale . Ces deux maladies se caractérisent par une perturbation de la régulation hormonale, qui peut avoir des répercussions importantes sur l'ensemble du métabolisme , la production d'énergie et le bien-être général.

L'hypothyroïdie, une insuffisance de la glande thyroïde, est l'une des causes les plus fréquentes de cette combinaison de symptômes. Elle est due à une diminution de la production des hormones thyroïdiennes T3 (triiodothyronine) et T4 (thyroxine), qui jouent un rôle central dans la régulation du métabolisme énergétique, la production de chaleur et le fonctionnement de presque tous les systèmes organiques. Une carence en ces hormones entraîne un ralentissement du métabolisme, qui peut se traduire par une prise de poids, même si la consommation de calories reste inchangée ou diminue. L'épuisement se produit parce que le corps dispose de moins d'énergie, ce qui affecte les activités physiques et mentales. D'autres symptômes d'accompagnement peuvent être une sensibilité au froid, une peau sèche, une chute des cheveux, une constipation et des états dépressifs. Le diagnostic de laboratoire est confirmé par le dosage de l'hormone thyréostimulante (TSH) et des hormones thyroïdiennes libres fT3 et fT4. Un taux élevé de TSH associé à une baisse de la fT3 et/ou de la fT4 indique une hypothyroïdie primaire, tandis qu'une cause centrale, telle qu'un trouble hypophysaire, peut être suspectée par d'autres constellations spécifiques.

L'insuffisance surrénale, qui peut être primaire (maladie d'Addison) ou secondaire (d'origine hypophysaire), est une autre cause possible d'épuisement et de prise de poids. Dans cette maladie, la production de cortisol, une hormone de stress importante produite par le cortex surrénal, est insuffisante. Le cortisol joue un rôle essentiel dans la régulation des processus métaboliques, la réponse immunitaire et la gestion du stress. Une carence entraîne une faiblesse physique générale et une fatigue chronique, car l'organisme n'est pas en mesure de réagir de manière adéquate au stress physique ou psychique. Dans ce contexte, la prise de poids est souvent la conséquence de processus secondaires, tels qu'une rétention d'eau accrue due à des troubles électrolytiques concomitants ou une mobilisation réduite des acides gras et du glucose à partir des réserves d'énergie . De plus, des symptômes tels qu'une pression artérielle basse, une faim de sel, une hyperpigmentation de la peau et des troubles gastro-intestinaux peuvent apparaître. Le diagnostic est confirmé par la mesure du cortisol sérique matinal et, si nécessaire, par un test de stimulation à l'ACTH. Un taux de cortisol abaissé, associé à un taux d'ACTH élevé, indique une insuffisance surrénale primaire, tandis qu'un taux d'ACTH normal ou bas suggère une cause secondaire.

Un diagnostic de laboratoire est ici essentiel pour identifier la cause sous-jacente des symptômes et mettre en place un traitement ciblé. Alors que l'hypothyroïdie est généralement traitée par une substitution d'hormones thyroïdiennes comme la lévothyroxine , l'insuffisance surrénale nécessite l'administration de glucocorticoïdes et, dans certains cas, de minéralocorticoïdes. Un diagnostic et un traitement précoces sont essentiels pour soulager les symptômes et éviter les complications à long terme.

Perte de poids involontaire , nervosité et tachycardie

Perte de poids involontaire , nervosité et tachycardie sont des symptômes classiques de l'hyperthyroïdie , une hyperfonction de la glande thyroïde , qui se caractérise par une production excessive des hormones thyroïdiennes triiodothyronine (T3) et thyroxine (T4). Ces hormones jouent un rôle central dans la régulation du métabolisme , de la fonction cardiaque et de l'activité du système nerveux. Un excès entraîne une accélération de ces processus, ce qui se traduit par les symptômes mentionnés.

La perte de poids involontaire se produit alors que l'apport alimentaire est souvent inchangé ou même augmenté. Cela est dû à l'augmentation de l'activité métabolique, qui entraîne une augmentation de la consommation d'énergie. Le corps brûle les réserves de graisse et souvent aussi la masse musculaire pour couvrir les besoins énergétiques accrus. De plus, la thermogenèse est augmentée, ce qui contribue à une production accrue de chaleur et à une combustion supplémentaire de calories.

La nervosité et l'agitation intérieure sont la conséquence de l'hyperstimulation du système nerveux sympathique par les hormones thyroïdiennes . Les personnes concernées font souvent état d'une irritabilité accrue, de troubles du sommeil et d'une incapacité générale à se détendre. Ces symptômes peuvent avoir un impact considérable sur la qualité de vie et sont souvent la raison pour laquelle les patients demandent un avis médical.

Les palpitations cardiaques, appelées tachycardie en médecine, sont dues à l'action directe des hormones thyroïdiennes sur le système cardiovasculaire. Elles augmentent la fréquence cardiaque, renforcent la contractilité du muscle cardiaque et peuvent entraîner des troubles du rythme cardiaque comme la fibrillation auriculaire. Ces effets augmentent les besoins en oxygène et en énergie du cœur et peuvent conduire à long terme à une insuffisance cardiaque si l'hyperthyroïdie n'est pas traitée.

Le diagnostic de laboratoire est confirmé par la mesure des hormones thyroïdiennes T3 et T4 ainsi que de l'hormone thyréostimulante (TSH). Les caractéristiques d'une hyperthyroïdie sont des valeurs élevées de T3 et T4 associées à une valeur supprimée de TSH. Ceci est l'expression d'une rétroaction négative : les taux élevés d'hormones suppriment la libération de TSH par l'hypophyse. Pour clarifier davantage la cause, il peut être utile de déterminer les auto-anticorps thyroïdiens, tels que les TRAK (anticorps anti-récepteur de la TSH). Ceux-ci sont souvent élevés en cas de maladie de Basedow, la cause la plus fréquente d'hyperthyroïdie. En cas de nodules thyroïdiens ou d'adénomes autonomes, une scintigraphie de la thyroïde peut fournir des informations supplémentaires.

Le traitement de l'hyperthyroïdie dépend de la cause sous-jacente. Les options comprennent l'inhibition médicamenteuse de la synthèse des hormones thyroïdiennes par des thyréostatiques tels que le thiamazole ou le propylthiouracile, une thérapie à l'iode radioactif ou une ablation chirurgicale de la thyroïde. Des mesures symptomatiques telles que l'administration de bêtabloquants peuvent contribuer à contrôler la fréquence cardiaque et à atténuer les troubles nerveux. Un diagnostic et un traitement précoces sont essentiels pour soulager les symptômes et éviter des complications graves telles qu'une crise thyréotoxique.

Troubles menstruels et infertilité

Les troubles menstruels et l'infertilité sont des problèmes fréquents qui sont souvent dus à une dérégulation des hormones sexuelles. Ces hormones, notamment les œstrogènes, la progestérone, l'hormone lutéinisante (LH) et l'hormone folliculo-stimulante (FSH), sont essentielles au cycle féminin et à la capacité de reproduction. Une perturbation de l'équilibre hormonal peut avoir des conséquences importantes sur le fonctionnement normal des ovaires et la régulation du cycle menstruel

Une dérégulation des hormones sexuelles peut se manifester de différentes manières. Un déficit en œstrogènes - et en progestérone peut entraîner des saignements menstruels irréguliers ou absents. Une surproduction d'œstrogènes, souvent accompagnée d'une carence en progestérone, peut en revanche entraîner des saignements excessivement abondants ou prolongés. Des troubles de la sécrétion de LH et de FSH, libérées par l'hypophyse , peuvent empêcher ou retarder l'ovulation , ce qui limite fortement la fertilité.

Un syndrome courant associé à des troubles menstruels et à l'infertilité est le syndrome des ovaires polykystiques (SOPK). Le SOPK est un trouble endocrinien complexe qui se caractérise par une surproduction d'androgènes (hormones mâles), une résistance à l'insuline et une maturation folliculaire perturbée dans les ovaires. Les symptômes typiques sont des cycles menstruels irréguliers ou absents, cycles anovulatoires (absence d'ovulation), une prise de poids , de l'acné et une augmentation de la pilosité corporelle (hirsutisme). Le dysfonctionnement ovarien entraîne une accumulation de follicules immatures dans les ovaires, visibles à l'échographie sous la forme de ce que l'on appelle des "kystes ".

Le diagnostic des troubles menstruels et de l'infertilité commence par une anamnèse détaillée et un examen physique, suivis d'une analyse en laboratoire des valeurs hormonales pertinentes. Il s'agit notamment du dosage des œstrogènes , de la progestérone , de la LH, de la FSH , de la prolactine et des androgènes comme la testostérone ainsi que des hormones thyroïdiennes TSH et fT4, car un dysfonctionnement de la thyroïde peut également provoquer des symptômes similaires. Un quotient LH/FSH élevé peut indiquer un SOPK , tandis que des taux élevés de prolactine peuvent indiquer une hyperprolactinémie à l'origine des troubles du cycle. Une résistance à l'insuline , souvent présente dans le

SOPK, est détectée par la mesure de l'insuline à jeun et du taux de glucose ou par un test oral de tolérance au glucose .

En plus du diagnostic de laboratoire, le diagnostic par imagerie, en particulier l'échographie transvaginale, fournit des informations importantes. Elle peut évaluer la structure des ovaires et identifier les caractéristiques typiques du SOPK , comme des ovaires agrandis avec de multiples petits kystes . En cas de suspicion d'autres anomalies structurelles, telles que des fibromes utérins ou de l'endométriose, il peut être nécessaire de procéder à un diagnostic par imagerie avancée ou à une laparoscopie diagnostique.

Le traitement dépend de la cause sous-jacente et des besoins individuels de la patiente. Pour le SOPK , les changements de mode de vie tels que la perte de poids et l'activité physique régulière sont prioritaires, car ils peuvent réduire la résistance à l'insuline et améliorer l'état hormonal. Les options médicamenteuses comprennent l'administration de metformine pour améliorer la résistance à l'insuline et l'utilisation d'inducteurs d'ovulation tels que le clomifène ou le létrozole pour stimuler l'ovulation . Pour les femmes qui ne cherchent pas à tomber enceintes, une contraception hormonale avec des contraceptifs oraux combinés peut aider à réguler le cycle et à soulager les symptômes de l'hyperandrogénisme.

Dans les cas causés par d'autres dérégulations hormonales, un traitement spécifique est nécessaire, comme par exemple une substitution hormonale en cas d'hypogonadisme ou une inhibition médicamenteuse de la sécrétion de prolactine en cas d'hyperprolactinémie. Un diagnostic minutieux et un traitement adapté à chaque cas sont essentiels pour soulager les symptômes et restaurer la fertilité, si on le souhaite.

Fractures et faiblesse musculaire

Les fractures et la faiblesse musculaire peuvent être le signe de troubles d'origine hormonale qui affectent le métabolisme osseux et la force musculaire. Parmi les causes les plus fréquentes, on trouve l'ostéoporose hormonale due à une carence en œstrogènes, notamment à la ménopause, et l'hyperparathyroïdie, caractérisée par une production excessive d'hormone parathyroïdienne (PTH).

L'ostéoporose hormonale est souvent la conséquence d'une carence en œstrogènes, comme c'est le cas à la ménopause. L'œstrogène joue un rôle central dans le métabolisme osseux, car il inhibe la dégradation du tissu osseux par les ostéoclastes et favorise sa formation par les ostéoblastes. Une carence en œstrogènes entraîne un déséquilibre entre la résorption et la formation osseuses, la résorption étant prédominante. La diminution de la densité osseuse qui en résulte augmente le risque de fractures, en particulier au niveau de la colonne vertébrale, des hanches et des poignets. Cliniquement, cela se manifeste souvent sous la forme de fractures spontanées ou peu traumatiques. La faiblesse musculaire est souvent concomitante, car la carence en œstrogènes peut également avoir une influence négative sur le métabolisme musculaire, ce qui augmente encore le risque de chute et, par conséquent, le risque de fractures.

L'hyperparathyroïdie, une hyperfonction des glandes parathyroïdes, est une autre cause importante de fractures et de faiblesse musculaire. Cette maladie entraîne une sécrétion excessive d'hormone parathyroïdienne, qui régule le taux de calcium dans le sang. Des taux chroniquement élevés de PTH favorisent la dégradation du tissu osseux afin de libérer le calcium des os dans le sang. Cela entraîne une réduction de la densité osseuse et un affaiblissement de la structure osseuse, ce qui favorise les fractures. En outre, le métabolisme du calcium perturbé peut entraîner une faiblesse musculaire, étant donné que le calcium est essentiel à la contraction musculaire. Les patients atteints d'hyperparathyroïdie se plaignent souvent de faiblesse musculaire généralisée, de fatigue et de douleurs osseuses diffuses.

Le diagnostic de ces états nécessite un examen minutieux par diagnostic de laboratoire et par imagerie. En cas de suspicion d'ostéoporose hormonale, la densité osseuse est mesurée par absorptiométrie bi-radiographique (DXA). En complément, les taux sériques de calcium, de vitamine D et de parathormone doivent être contrôlés afin d'exclure une ostéoporose secondaire due par exemple à une carence en vitamine D ou à une hyperparathyroïdie. Une carence en œstrogènes peut être détectée par le dosage des hormones sexuelles, telles que l'œstradiol et la FSH , en particulier chez les femmes ménopausées.

En cas d'hyperparathyroïdie , des taux sériques élevés de calcium et des taux élevés de PTH sont caractéristiques. Une imagerie , comme une échographie ou une scintigraphie des parathyroïdes, peut être nécessaire pour identifier une parathyroïde adénomateuse agrandie ou . Dans les cas avancés, les radiographies peuvent montrer des modifications ostéolytiques typiques, appelées "tumeurs brunes".

Le traitement dépend de la cause sous-jacente. En cas d'ostéoporose hormonale , la prévention et le traitement de la perte osseuse sont au premier plan. Cela peut se faire par un traitement hormonal substitutif à base d'œstrogènes ou de modulateurs sélectifs des récepteurs d'œstrogènes (SERMs). En outre, les bisphosphonates ou le dénosumab sont souvent utilisés pour inhiber l'activité des ostéoclastes. Un apport suffisant en calcium et en vitamine D est essentiel. Une activité physique régulière, en particulier la musculation, peut ralentir la perte osseuse et améliorer la fonction musculaire.

En cas d'hyperparathyroïdie , le traitement est souvent chirurgical, en particulier lorsque la maladie primaire est due à un adénome parathyroïdien. Dans les cas bénins ou lorsque la chirurgie n'est pas possible, des mesures conservatrices telles que l'optimisation de l'équilibre en vitamine D et en calcium ainsi que l'administration de calcimimétiques peuvent être utilisées pour réduire le taux de PTH.

Hypertension et troubles électrolytiques

L'hypertension et les troubles électrolytiques sont des symptômes fréquents qui peuvent indiquer des troubles endocriniens tels qu'un excès d'aldostérone (syndrome de Conn) ou une surproduction de cortisol (syndrome de Cushing). Ces deux maladies affectent la régulation hormonale de l'équilibre des fluides et des électrolytes et ont des répercussions profondes sur le système cardio-vasculaire.

Le **syndrome de Conn** , également appelé hyperaldostéronisme primaire, se caractérise par une production excessive d'une hormone, l'aldostérone , dans le cortex surrénalien. L'aldostérone favorise la réabsorption du sodium et de l'eau ainsi que l'excrétion du potassium par les reins. Un excès entraîne une augmentation de la rétention de sodium et d'eau, ce qui conduit à l'hypertension ( ). Parallèlement, l'excrétion de potassium augmente, ce qui provoque une hypokaliémie. Ce trouble électrolytique peut entraîner des symptômes tels qu'une faiblesse musculaire , de la fatigue, des troubles du rythme cardiaque et, dans les cas graves, une alcalose métabolique. L'hypertension artérielle liée au syndrome de Conn est souvent résistante au traitement et apparaît dès le plus jeune âge, ce qui devrait éveiller les soupçons sur cette cause.

Le diagnostic du syndrome de Conn comprend la mesure du quotient aldostérone -rénine (ARQ), car un ARQ élevé est caractéristique de cette maladie. D'autres tests, comme le test de charge en sel ou le dosage du potassium sérique, peuvent étayer le diagnostic. Des techniques d'imagerie telles que la tomodensitométrie (CT) ou l'imagerie par résonance magnétique (IRM) des glandes surrénales sont utilisées pour identifier adénomes ou hyperplasies. Un cathétérisme sélectif des veines surrénales peut être nécessaire pour différencier la production unilatérale ou bilatérale d'aldostérone.

Le **syndrome de Cushing** se caractérise par une production excessive de cortisol, soit endogène, comme un adénome surrénalien ou une maladie hypophysaire (maladie de Cushing), soit exogène, comme la prise prolongée de glucocorticoïdes. Le cortisol a un effet minéralocorticoïde et peut également entraîner une hypertension en renforçant l'action de l'aldostérone dans le système rénine-angiotensine-aldostérone. En outre, le cortisol influence le métabolisme du glucose et des protéines, ce qui peut entraîner d'autres symptômes tels qu'une prise de poids, une répartition centrale des graisses, une faiblesse musculaire et des troubles du métabolisme diabétique. Des troubles électrolytiques tels que l'hypokaliémie apparaissent également ici en raison d'une excrétion accrue de potassium.

Le diagnostic du syndrome de Cushing comprend la mesure du cortisol sérique matinal, du cortisol libre dans l'urine collectée sur 24 heures et le test d'inhibition de la dexaméthasone. Un taux de cortisol élevé malgré le test d'inhibition est en faveur d'un syndrome de Cushing endogène. Pour localiser la cause, on procède à des tests supplémentaires tels que la mesure de l'ACTH, un test de stimulation de la CRH ou des procédés d'imagerie tels que l'IRM de l'hypophyse ou le scanner des glandes surrénales.

Le traitement de ces troubles dépend de la cause sous-jacente. Dans le cas du syndrome de Conn, on procède généralement à l'ablation chirurgicale d'un adénome, tandis qu'en cas d'hyperplasie bilatérale, on utilise des traitements médicamenteux, par exemple des antagonistes de l'aldostérone comme la spironolactone ou l'éplérénone. En cas de syndrome de Cushing, la première option thérapeutique est l'ablation chirurgicale de la tumeur productrice d'hormones, par exemple une lésion corticosurrénale ou un adénome hypophysaire. En cas de syndrome de Cushing exogène, une réduction progressive de la dose de glucocorticoïdes est nécessaire.

Un diagnostic et un traitement précoces sont essentiels, car une hypertension non traitée et des troubles électrolytiques peuvent entraîner des complications graves telles que des maladies cardiovasculaires, des lésions rénales et des déséquilibres métaboliques. Une collaboration interdisciplinaire entre l'endocrinologie, la néphrologie et la cardiologie est souvent nécessaire pour assurer les meilleurs soins aux patients.

Rôle de la génétique et des facteurs épigénétiques

Les facteurs génétiques jouent un rôle important dans les troubles hormonaux. Des mutations ou des polymorphismes dans les gènes responsables de la production, du métabolisme ou des récepteurs hormonaux peuvent entraîner des troubles endocriniens. On voici quelques exemples :

Maladies monogéniques

Les maladies monogéniques, causées par des mutations dans des gènes spécifiques, peuvent être à l'origine de troubles hormonaux rares mais graves. Deux exemples bien étudiés sont le **syndrome de néoplasie endocrinienne multiple (MEN)** et le **syndrome adrénogénital (AGS)**. Ces deux maladies montrent comment une seule modification génétique peut avoir un impact profond sur l'équilibre hormonal et le fonctionnement des organes endocriniens.

Le **syndrome des néoplasies endocriniennes multiples (MEN)** comprend un groupe de maladies génétiques causées par des mutations du gène RET (MEN de type 2) ou, plus rarement, du gène MEN1 (MEN de type 1). Le MEN se caractérise par le développement simultané ou successif de tumeurs dans plusieurs organes producteurs d'hormones. Dans le MEN de type 2, causé par une mutation activatrice dans le proto-oncogène RET, les carcinomes médullaires de la thyroïde, les phéochromocytomes et les hyperplasies parathyroïdiennes apparaissent typiquement. Les carcinomes médullaires de la thyroïde produisent souvent de la calcitonine, ce qui est utilisé pour le diagnostic. Dans le phéochromocytome, la production excessive de catécholamines peut entraîner une hypertension et d'autres symptômes cardiovasculaires. Le M⊚N de type 1, causé par une mutation dans le gène M⊚N1, entraîne souvent des tumeurs dans l'hypophyse, les glandes parathyroïdes et le pancréas. Les manifestations cliniques vont de hypercalcémie due à l'hyperparathyroïdie primaire à des tumeurs produisant des hormones, comme les insulinomes produisant de l'insuline ou les gastrinomes produisant de la gastrine.

Le **syndrome adrénogénital (AGS)** est un groupe de troubles autosomiques récessifs causés par des mutations dans des gènes codant pour des enzymes de synthèse des stéroïdes dans le cortex surrénalien. La forme la plus courante de l'AGS résulte d'une mutation dans le gène CYP21A2, qui code pour la 21-hydroxylase. Ce défaut enzymatique entraîne une diminution des taux de cortisol - et d'aldostérone et une augmentation compensatoire de l'ACTH, ce qui provoque une surproduction de stéroïdes précurseurs, notamment d'androgènes. Cliniquement, l'AGS dans sa forme classique se manifeste souvent dès la naissance avec des crises de perte de sel, un pseudo-hyperandrogénisme ou un développement génital anormal chez les patients de sexe féminin. Dans la forme non classique, plus légère, les symptômes tels que l'hirsutisme, les troubles du cycle menstruel ou l'infertilité peuvent apparaître plus tard dans la vie.

Le diagnostic des troubles hormonaux monogéniques implique une combinaison d'observations cliniques, de tests biochimiques et d'analyses génétiques. Dans le cas du syndrome M⊙N , la mutation dans le gène R⊙T ou M⊙N1 est détectée par des tests génétiques, ce qui permet également une identification précoce des porteurs asymptomatiques. Des examens de dépistage réguliers, tels que la mesure de la calcitonine ou l'imagerie des surrénales et des parathyroïdes, sont essentiels pour détecter les tumeurs à un stade précoce. Dans le cas de l'AGS , le diagnostic est établi par la mesure de la 17-hydroxyprogestérone dans le sérum, complétée par des tests génétiques afin d'identifier le défaut enzymatique spécifique.

Le traitement dépend de la maladie spécifique. Dans le cas du syndrome M⊙N , l'ablation chirurgicale des tumeurs concernées est la principale mesure thérapeutique. Une thyroïdectomie prophylactique est souvent recommandée dans le cas du M⊙N de type 2 afin de prévenir le carcinome médullaire de la thyroïde . Dans le cas de l'AGS , la substitution à vie de glucocorticoïdes est nécessaire pour supprimer la surproduction d'ACTH et contrôler l'excès d'androgènes . Dans la forme classique, une substitution par minéralocorticoïdes est également nécessaire pour compenser la perte de sel.

Un diagnostic et un traitement précoces sont essentiels pour prévenir les complications et améliorer la qualité de vie des personnes concernées. Les tests génétiques offrent également la possibilité d'examiner les proches, de proposer des conseils génétiques et de mettre en place des mesures préventives. Maladies monogéniques comme M⊙N et AGS soulignent l'importance du diagnostic génétique dans le domaine de l'endocrinologie et de la médecine personnalisée.

Influences polygéniques

Les influences polygéniques jouent un rôle central dans l'apparition de maladies hormonales courantes telles que le diabète de type 2 mellitus et les maladies de la thyroïde. Ces maladies ont une origine multifactorielle et résultent d'une interaction complexe entre des prédispositions génétiques et des facteurs environnementaux. Contrairement aux maladies monogéniques, dans lesquelles une mutation dans un seul gène déclenche la maladie, les maladies polygéniques reposent sur l'implication de nombreuses variantes génétiques, qui ont chacune un effet mineur sur le risque de maladie, mais qui, combinées à d'autres facteurs, peuvent augmenter considérablement la probabilité de tomber malade.

Dans le cas du **diabète de type 2 mellitus**, les influences polygéniques sont particulièrement bien documentées. Des variantes génétiques dans des gènes tels que TCF7L2, FTO, PPARG et KCNJ11 contribuent à l'augmentation du risque en influençant des processus tels que la sécrétion d'insuline, la résistance à l'insuline et le métabolisme du glucose . Cependant, la prédisposition génétique n'explique qu'une partie du risque, car des facteurs environnementaux tels qu'une mauvaise alimentation, un manque d'activité physique, l'obésité et le stress chronique y contribuent également de manière significative. L'interaction entre les facteurs génétiques et les conditions environnementales fait que la maladie ne se manifeste souvent que plus tard dans la vie, lorsque les effets cumulés des facteurs de risque dépassent un seuil. Les approches modernes telles que les Genome-Wide Association Studies (GWAS) ont identifié de nombreuses variantes génétiques associées au diabète de type 2. Ces découvertes ouvrent la voie à une médecine personnalisée, dans laquelle les profils de risque génétiques peuvent être utilisés pour des stratégies préventives et des décisions thérapeutiques.

Les maladies de la thyroïde, telles que la **thyroïdite auto-immune de Hashimoto** ou la **maladie de Basedow**, sont également souvent caractérisées par des influences polygéniques. Des variantes génétiques dans les gènes de régulation immunitaire, comme HLA-DR3, PTPN22 et CTLA4, augmentent la vulnérabilité à ces maladies auto-immunes. Elles entraînent une mauvaise régulation du système immunitaire, qui provoque une inflammation et une destruction des tissus thyroïdiens (dans le cas de Hashimoto) ou une surproduction d'hormones thyroïdiennes (dans le cas de la maladie de Basedow). Des facteurs environnementaux tels que la carence en iode ou l'excès d'iode, le tabagisme, le stress et les infections peuvent agir comme déclencheurs ou amplificateurs de ces processus. Les femmes sont nettement plus souvent touchées que les hommes en raison d'influences hormonales et de prédispositions génétiques.

Le diagnostic des maladies à influence polygénique combine des approches cliniques, biochimiques et génétiques. Dans le cas du diabète de type 2, cela comprend la mesure des taux de glycémie et d'HbA1c, ainsi que la détermination du profil de risque individuel par l'anamnèse, le poids corporel et les facteurs liés au mode de vie. Dans le cas des maladies de la thyroïde, la fonction thyroïdienne (TSH, fT3, fT4) et des auto-anticorps spécifiques (par ex. TPO-AK, TRAK) sont déterminés afin d'identifier les processus auto-immuns. Les tests génétiques peuvent être utiles dans le cadre de la recherche ou de questions spécifiques, comme l'évaluation des risques en cas d'antécédents familiaux.

Les approches thérapeutiques tiennent compte à la fois de la prédisposition génétique et des facteurs environnementaux modifiables. Dans le cas du diabète de type 2, les modifications du mode de vie telles qu'une alimentation équilibrée, une activité physique régulière et une réduction du poids sont au premier plan. Les traitements médicamenteux, comme la metformine ou les inhibiteurs de SGLT2, sont complétés en fonction de la situation métabolique individuelle. Dans le cas des maladies de la thyroïde, les traitements visent à normaliser la fonction thyroïdienne, par exemple par la substitution de L-thyroxine en cas de Hashimoto ou par des thyréostatiques et, dans les cas graves, par des mesures chirurgicales en cas de maladie de Basedow.

En résumé, les influences polygéniques montrent que de nombreuses maladies hormonales ne sont pas dues à des mutations génétiques isolées, mais résultent d'une interaction entre de nombreux facteurs génétiques et environnementaux. Ces découvertes permettent une approche globale de la prévention et du traitement, qui tient compte à la fois des prédispositions génétiques et des facteurs liés au mode de vie. Les progrès de la génomique et de la médecine personnalisée offrent le potentiel d'améliorer encore la gestion des maladies à l'avenir.

Facteurs épigénétiques

Les facteurs épigénétiques , tels que la méthylation de l'ADN , les modifications des histones et l'action des ARN non codants, jouent un rôle crucial dans la régulation des gènes liés aux hormones et donc dans le développement et le fonctionnement du système endocrinien. Ces modifications influencent si et comment les gènes sont exprimés sans modifier la séquence d'ADN sous-jacente. Étant donné que les modèles épigénétiques peuvent être influencés par des facteurs environnementaux tels que l'alimentation, le stress, les toxines ou même le mode de vie, ils constituent une interface entre la génétique et l'environnement, particulièrement importante dans le cas de troubles hormonaux à début tardif, tels que la résistance à l'insuline ou les cancers hormono-dépendants

La **méthylation de l'ADN** est une forme fréquente de régulation épigénétique qui consiste à ajouter des groupes méthyle aux bases de l'ADN, notamment à la cytosine au sein des îlots CpG. Cette modification entraîne généralement une régulation à la baisse de l'expression des gènes. Dans les gènes liés aux hormones, une méthylation différente peut avoir des conséquences importantes. Par exemple, une région promotrice hyperméthylée dans des gènes de régulation de l'insuline, comme le gène du récepteur de l'insuline (INSR), peut altérer la sensibilité à l'insuline et contribuer ainsi au développement d'une résistance à l'insuline , un précurseur du diabète de type 2 . Des facteurs environnementaux tels qu'une alimentation riche en calories ou un manque d'activité physique peuvent favoriser ces modifications épigénétiques et augmenter ainsi le risque de maladies métaboliques.

Les modifications des histones telles que l'acétylation , la méthylation ou la phosphorylation modifient la structure des fibres de chromatine et influencent ainsi l'accessibilité de l'ADN à la machinerie de transcription. Une acétylation accrue des histones entraîne un relâchement de la chromatine et favorise l'expression des gènes, tandis qu'une méthylation des histones peut avoir un effet soit activant soit répressif, en fonction de la position de la modification. Dans les cancers hormonodépendants tels que le cancer du sein ou de la prostate , des modifications anormales des histones peuvent modifier l'expression de gènes impliqués dans la croissance et la différenciation cellulaires. Par exemple, les gènes suppresseurs de tumeurs sont régulés à la baisse, tandis que les oncogènes sont activés, ce qui favorise la croissance tumorale.

Les modifications épigénétiques sont souvent réversibles, ce qui en fait une cible prometteuse pour les interventions thérapeutiques. Dans le traitement du cancer, des médicaments tels que les inhibiteurs de l'ADN méthyltransférase (p. ex. l'azacitidine) et les inhibiteurs de l'histone déacétylase (p. ex. le vorinostat) sont déjà utilisés pour normaliser les modèles épigénétiques. Ces approches pourraient également être utilisées à l'avenir pour d'autres troubles hormonaux, par exemple en réactivant des gènes inactivés dans des troubles métaboliques.

Un aspect central des modifications épigénétiques est leur transmissibilité aux générations suivantes. Des études montrent que les modèles épigénétiques influencés par des facteurs environnementaux peuvent être partiellement hérités pendant le développement des cellules germinales. Cela signifie que l'alimentation, le niveau de stress ou l'exposition à des toxines d'une personne pourraient influencer la santé de sa descendance. Ce mécanisme, connu sous le nom d'épigénétique transgénérationnelle, pourrait expliquer la prévalence croissante des troubles hormonaux dans les sociétés modernes.

L'étude des facteurs épigénétiques ouvre de nouvelles perspectives pour la prévention et le traitement des troubles hormonaux. Des interventions ciblées sur le mode de vie, telles qu'une alimentation équilibrée, la réduction du stress et l'élimination des substances toxiques, pourraient influencer positivement les modifications épigénétiques et réduire le risque de maladies telles que la résistance à l'insuline ou les cancers hormonodépendants. À l'avenir, les marqueurs épigénétiques pourraient également servir d'outils de diagnostic pour évaluer le risque individuel de certains troubles hormonaux et développer des approches préventives ou thérapeutiques personnalisées.

Types d'hormones utilisées en thérapie

Les hormones sont utilisées en thérapie médicale pour compenser les déséquilibres hormonaux, moduler les processus physiologiques ou traiter des maladies spécifiques. Les types d'hormones utilisés en thérapie peuvent être classés en catégories différentes, en fonction de leur structure chimique et de leur fonction.

Hormones stéroïdes

Les hormones stéroïdes sont synthétisées à partir du cholestérol et se caractérisent par leur structure lipophile qui leur permet de traverser les membranes cellulaires et de se lier aux récepteurs au niveau intracellulaire.

Œstrogène et progestérone

L'œstrogène et la progestérone sont des hormones sexuelles essentielles qui jouent un rôle central dans le corps féminin et sont utilisées dans différents contextes médicaux. Elles sont fréquemment utilisées dans le traitement hormonal de substitution (THS), dans les contraceptifs oraux et dans la médecine de la fertilité pour réguler les processus hormonaux et traiter certaines conditions.

Dans le **traitement hormonal de substitution (THS)**, l'œstrogène et la progestérone sont utilisés pour soulager les symptômes de la ménopause , qui sont dus à la diminution naturelle de la production d'hormones par les ovaires. Les symptômes typiques sont les bouffées de chaleur, les troubles du sommeil, la sécheresse vaginale et les sautes d'humeur. L'œstrogène aide à réduire ces symptômes en équilibrant les niveaux d'hormones et en atténuant les changements causés par le manque d'hormones . La progestérone est souvent ajoutée afin de minimiser le risque d'hyperplasie de l'endomètre , qui peut être provoqué par l'administration d'œstrogènes seuls. En outre, le traitement hormonal substitutif a un effet positif sur la santé osseuse, car l'œstrogène inhibe la résorption osseuse, réduisant ainsi le risque d'ostéoporose et de fractures. Malgré ces avantages, le traitement hormonal substitutif doit être soigneusement pesé, car il peut être associé à des risques tels qu'une augmentation du risque de cancer du sein - et de thrombose . Le choix des préparations hormonales, les dosages et la durée du traitement doivent être adaptés individuellement aux besoins et aux risques pour la santé de la patiente.

Dans les **contraceptifs oraux** , l'œstrogène et la progestérone sont des composants essentiels, utilisés en combinaison ou comme progestatifs purs. Les contraceptifs oraux combinés agissent en inhibant l'ovulation, en épaississant la glaire cervicale et en modifiant la muqueuse utérine, ce qui rend la fécondation et la nidation plus difficiles. Ces préparations offrent non seulement une protection fiable contre les grossesses non désirées, mais peuvent également atténuer les troubles hormonaux tels que la dysménorrhée, l'acné ou les symptômes prémenstruels. Les préparations progestatives pures, comme la minipilule, sont une alternative pour les femmes qui ne supportent pas les œstrogènes ou pour lesquelles les œstrogènes sont contre-indiqués pour des raisons de santé, par exemple en cas de risque accru de thrombose.

Dans la **médecine de la fertilité**, les œstrogènes et la progestérone sont utilisés de manière ciblée pour réguler le cycle menstruel et préparer l'utérus à une éventuelle grossesse. L'œstrogène soutient la formation de la muqueuse utérine (endomètre), tandis que la progestérone stabilise la muqueuse après l'ovulation et la prépare à la nidation d'un ovule fécondé. Dans les technologies de reproduction assistée telles que la fécondation in vitro (FIV), la progestérone est souvent supplémentée pendant la phase lutéale afin de préparer au mieux la muqueuse utérine à l'implantation des embryons et de favoriser une grossesse précoce. Chez les femmes souffrant de troubles hormonaux qui affectent le cycle menstruel, l'administration de ces hormones peut augmenter les chances de réussite de la grossesse.

En plus de ces applications, l'œstrogène et la progestérone jouent également un rôle dans d'autres domaines médicaux. Par exemple, ils sont utilisés dans le traitement de maladies hormonodépendantes telles que l'endométriose ou le syndrome des ovaires polykystiques (SOPK) afin de réguler l'équilibre hormonal et de soulager les symptômes.

Globalement, les œstrogènes et la progestérone sont des hormones indispensables en gynécologie et en endocrinologie. Leur utilisation polyvalente nécessite toutefois de peser soigneusement les avantages et les risques, car elles peuvent avoir différents effets secondaires ou des conséquences à long terme, selon la patiente et l'indication. Les progrès de la médecine personnalisée permettent d'adapter les thérapies de plus en plus précisément aux besoins individuels et aux profils de santé des femmes.

Testostérone

La testostérone est l'hormone sexuelle masculine primaire qui joue un rôle important dans la santé physique et mentale des hommes et des femmes. Dans la pratique médicale, la testostérone est surtout utilisée dans le traitement de l'hypogonadisme masculin et dans l'hormonothérapie de substitution pour les hommes transgenres.

Dans l'**hypogonadisme** , une maladie dans laquelle les testicules ne produisent pas suffisamment de testostérone , une carence en cette hormone peut entraîner une variété de symptômes, notamment une réduction de la masse musculaire, une diminution de la densité osseuse, une perte de libido, un dysfonctionnement érectile, un épuisement et un état dépressif. Les causes de l'hypogonadisme peuvent être primaires (par exemple, une insuffisance testiculaire) ou secondaires (par exemple, des troubles de l'axe hypothalamo-hypophysaire). Le diagnostic est établi par la mesure de la testostérone totale dans le sérum, complétée par le dosage de la LH et de la FSH, afin de différencier la cause.

La thérapie de remplacement **de la testostérone (TRT)** est le traitement standard pour les hommes souffrant d'une carence en testostérone cliniquement significative. L'objectif de la thérapie est de ramener les taux sériques de testostérone dans la fourchette physiologique normale et de soulager les symptômes de la carence. La testostérone est administrée sous différentes formes, dont des gels transdermiques, des patchs, des injections intramusculaires, des implants sous-cutanés et des préparations orales. Le choix de la préparation dépend des préférences individuelles du patient ainsi que de la cinétique de libération souhaitée. La TRT peut augmenter la masse et la force musculaires, améliorer la libido et la fonction sexuelle, augmenter la densité osseuse et avoir des effets positifs sur l'humeur et le niveau d'énergie. Une surveillance régulière est toutefois essentielle, car le traitement comporte des risques, notamment une augmentation possible de l'hématocrite, une aggravation de l'apnée obstructive du sommeil et des effets potentiellement négatifs sur la prostate.

Testostérone est également un élément central de l'**hormonothérapie de substitution pour les hommes transgenres**. Dans ce contexte, la testostérone est utilisée pour favoriser le développement des caractères sexuels secondaires masculins, notamment une voix plus grave, une croissance de la barbe, une augmentation de la pilosité corporelle et une augmentation de la masse musculaire. Parallèlement, elle supprime les menstruations et entraîne à long terme une modification de la répartition de la graisse corporelle vers un modèle masculin. Le traitement est généralement administré sous forme de gels transdermiques ou d'injections intramusculaires, le dosage étant adapté individuellement afin d'atteindre des taux de testostérone sérique dans la plage de référence masculine . L'utilisation à long terme nécessite une surveillance attentive afin de minimiser les effets secondaires potentiels tels que les dyslipidémies, la polyglobulie ou les risques cardiovasculaires.

En outre, la testostérone a une signification dans d'autres contextes médicaux. Chez les hommes âgés souffrant d'hypogonadisme lié à l'âge , souvent appelé "Late-Onset Hypogonadism", la TRT fait l'objet de controverses. Alors que certaines études montrent une amélioration de la qualité de vie et de la fonction physique, la sécurité à long terme de ce traitement, notamment en ce qui concerne les risques cardiovasculaires et oncologiques, n'est pas encore définitivement établie.

En résumé, la testostérone est une hormone essentielle dont l'utilisation thérapeutique nécessite un diagnostic ciblé et une surveillance attentive. Alors que le traitement de l'hypogonadisme ou dans la médecine transgenre peut présenter des avantages considérables, une évaluation individuelle des bénéfices et des risques est essentielle pour optimiser le traitement et minimiser les effets secondaires potentiels. Les progrès de l'endocrinologie et de la médecine personnalisée contribuent à améliorer encore l'efficacité et la sécurité du traitement par la testostérone.

Corticostéroïdes (par ex. cortisol , prednisone)

Les corticostéroïdes, tels que le cortisol et les préparations synthétiques comme la prednisone, sont des hormones stéroïdes puissantes, utilisées dans le traitement de nombreuses maladies inflammatoires et auto-immunes. Elles agissent en inhibant la réponse immunitaire et en réduisant les processus inflammatoires, en supprimant l'expression des gènes pro-inflammatoires et en favorisant les protéines anti-inflammatoires. Ces propriétés les rendent indispensables dans le traitement de maladies telles que l'arthrite rhumatoïde, l'asthme, le lupus érythémateux et les maladies inflammatoires de l'intestin. En médecine de transplantation, les corticostéroïdes empêchent le rejet d'organes, tandis que dans les troubles endocrinologiques comme la maladie d'Addison, ils remplacent la production naturelle de cortisol qui fait défaut. Malgré leur efficacité, ils comportent des risques en cas d'utilisation à long terme ou à fortes doses, tels que la prise de poids , l'hypertension , l'ostéoporose, le diabète, la faiblesse musculaire et la sensibilité aux infections. Des modifications psychiques et une suppression de l'axe hypothalamo-hypophyso-surrénalien peuvent également survenir, d'où la nécessité de diminuer le traitement. Les corticostéroïdes synthétiques modernes permettent, grâce à différentes puissances d'action et formes d'administration, une utilisation plus précise, qui peut réduire les effets secondaires systémiques. La recherche s'efforce de trouver des substances plus sélectives afin d'optimiser encore l'équilibre entre l'efficacité et le risque d'effets secondaires. Les corticostéroïdes restent des agents thérapeutiques essentiels, mais ils nécessitent une adaptation minutieuse aux besoins individuels afin de garantir un maximum de bénéfices et un minimum de risques.

Hormones peptidiques

Les hormones peptidiques sont constituées de chaînes d'acides aminés et sont solubles dans l'eau. Elles se lient aux récepteurs membranaires et activent les voies de signalisation intracellulaires.

Insuline

L'insuline est une hormone vitale qui joue un rôle central dans le traitement du diabète mellitus. Elle est utilisée pour réguler le taux de glucose dans le sang et stabiliser ainsi l'équilibre du glucose dans l'organisme. L'insuline favorise l'absorption du glucose par les cellules et réduit la glycémie en modulant le stockage du glucose dans le foie ainsi que le métabolisme des graisses et des protéines. Dans le cadre du traitement, l'insuline est administrée sous différentes formes, adaptées aux besoins individuels des patients. Les insulines à courte durée d'action sont utilisées avant les repas pour contrôler les pics de glycémie postprandiaux, tandis que les insulines à longue durée d'action assurent un effet basal constant pendant plusieurs heures ou toute la journée. Les insulines modernes sont souvent basées sur des molécules identiques à l'homme, produites par génie génétique, qui permettent un contrôle et un dosage précis tout en minimisant le risque d'effets secondaires, comme les hypoglycémies. Ces évolutions améliorent non seulement le contrôle de la glycémie, mais aussi la qualité de vie des patients, car elles permettent un traitement plus personnalisé et plus flexible . L'insuline reste donc indispensable dans le traitement du diabète de type 1 ainsi que dans les stades avancés du diabète de type 2.

Hormone de croissance (somatropine)

Les hormones de croissance (somatropine) sont des hormones peptidiques essentielles , utilisées dans le traitement des enfants souffrant d'un déficit en hormone de croissance ainsi que chez les adultes présentant un dysfonctionnement hypophysaire. Elles jouent un rôle central dans la régulation de la croissance et du métabolisme , en favorisant la prolifération, la différenciation et la régénération des cellules. Chez les enfants souffrant d'un déficit en hormone de croissance, l'hormone est utilisée pour stimuler la croissance en longueur et permettre un développement physique normal. Chez les adultes souffrant d'un déficit en hormone de croissance dû à un dysfonctionnement hypophysaire, elle est utilisée pour améliorer la composition corporelle, augmenter la masse musculaire et réduire le tissu adipeux. En outre, l'hormone de croissance favorise la formation de protéines en encourageant la synthèse d'acides aminés en protéines et contribue au maintien de la densité osseuse et à la régulation du métabolisme énergétique. Les thérapies modernes utilisent des hormones de croissance recombinantes produites par génie génétique, qui sont biologiquement identiques à l'hormone humaine, ce qui permet un traitement précis et efficace. Leur utilisation nécessite toutefois une surveillance attentive, car des effets secondaires tels que douleurs articulaires, œdèmes ou résistance à l'insuline peuvent survenir. Les hormones de croissance sont un élément indispensable du traitement du déficit en hormone de croissance et offrent aux patients concernés une qualité de vie et une fonction physique nettement améliorées.

Glucagon

Glucagon est une hormone vitale utilisée en médecine d'urgence pour traiter les crises d'hypoglycémie. Il agit en stimulant la libération de glucose à partir des réserves de glycogène du foie, ce qui augmente rapidement le taux de glucose dans le sang. Le glucagon se lie à des récepteurs spécifiques sur les cellules hépatiques et active la glycogénolyse, au cours de laquelle le glycogène stocké est transformé en glucose et libéré dans le sang. En même temps, il favorise la gluconéogenèse, c'est-à-dire la néosynthèse de glucose à partir de précurseurs non glucidiques, ce qui favorise une augmentation durable de la glycémie. Il est généralement administré par injection intramusculaire ou sous-cutanée et est particulièrement efficace chez les patients souffrant d'hypoglycémie sévère et incapables d'absorber des glucides par voie orale. Le glucagon constitue une option thérapeutique essentielle, en particulier pour les diabétiques traités à l'insuline, et peut rapidement remédier à des situations mettant la vie en danger. Les formes modernes d'administration, telles que les seringues préremplies ou les applications nasales, facilitent l'utilisation et contribuent à rendre le traitement sûr et efficace, même pour les profanes.

Érythropoïétine (EPO)

L'hormone peptidique érythropoïétine (EPO) est utilisée pour traiter les anémies, notamment chez les patients souffrant d'insuffisance rénale chronique. L'érythropoïétine est produite physiologiquement dans les reins et joue un rôle central dans la régulation de l'érythropoïèse en stimulant la formation et la maturation des globules rouges dans la moelle osseuse. En cas d'insuffisance rénale chronique, la production d'érythropoïétine est souvent diminuée, ce qui entraîne une anémie qui se manifeste par de la fatigue, de la faiblesse et une réduction des performances. L'administration thérapeutique d'érythropoïétine recombinante corrige le déficit hormonal, augmente la concentration d'hémoglobine et améliore l'oxygénation des tissus. L'érythropoïétine est administrée par voie sous-cutanée ou intraveineuse et est également utile pour d'autres causes d'anémie, comme l'anémie induite par la chimiothérapie. Le traitement nécessite une surveillance attentive, car une augmentation excessive de l'hémoglobine est associée à un risque accru d'événements thromboemboliques et d'hypertension. L'érythropoïétine est un élément essentiel du traitement moderne de l'anémie et contribue considérablement à améliorer la qualité de vie des patients concernés.

Hormones thyroïdiennes

Les hormones thyroïdiennes , en particulier la thyroxine (T4) et la triiodothyronine (T3), jouent un rôle central dans le métabolisme .

Lévothyroxine (T4 synthétique)

La lévothyroxine , un analogue synthétique de l'hormone thyroïdienne thyroxine (T4), est le médicament de référence pour le traitement de l'hypothyroïdie . Il remplace ou complète la production insuffisante d'hormones thyroïdiennes et rétablit ainsi la fonction thyroïdienne normale. Après une prise orale, la lévothyroxine est transformée dans l'organisme en triiodothyronine (T3), la forme biologiquement active de l'hormone, qui exerce ses effets métaboliques et régulateurs sur les tissus cibles.

La lévothyroxine est bien adaptée pour garantir des taux hormonaux stables dans le sang grâce à sa longue demi-vie d'environ sept jours. Le dosage est adapté individuellement, sur la base des valeurs de TSH et du taux de T4 libre, qui sont régulièrement surveillés afin d'éviter un sous-dosage ou un surdosage. Le médicament est généralement pris le matin à jeun, car l'absorption peut être affectée par la nourriture ou certains médicaments.

Il est principalement utilisé pour le traitement de l'hypothyroïdie primaire , qui survient suite à des maladies telles que la thyroïdite de Hashimoto ou après une ablation chirurgicale de la thyroïde . En outre, il est utilisé en cas d'hypothyroïdie secondaire, lorsque l'hypophyse ou l'hypothalamus sont touchés. Lorsqu'elle est correctement dosée, la lévothyroxine normalise les fonctions métaboliques, atténue les symptômes tels que la fatigue, la prise de poids et la sensibilité au froid et améliore considérablement la qualité de vie des patients. Le traitement est considéré comme sûr et bien toléré, mais il nécessite une prise à long terme, souvent à vie.

Liothyronine (T3 synthétique)

La liothyronine, un analogue synthétique de l'hormone thyroïdienne triiodothyronine (T3), est utilisée dans certains cas pour traiter les maladies de la thyroïde.

Comparée à la lévothyroxine (T4), la liothyronine a une demi-vie nettement plus courte, d'environ 24 heures, ce qui nécessite une prise plus fréquente et peut entraîner des variations plus importantes des taux d'hormones.

En raison de ces propriétés, la liothyronine est plus rarement utilisée en monothérapie. Elle est surtout utilisée chez les patients qui, malgré un dosage optimal de lévothyroxine, continuent à présenter des symptômes d'hypothyroïdie, car la T3 est la forme active de l'hormone qui agit directement sur les tissus cibles. Dans de tels cas, elle est souvent utilisée dans des thérapies combinées avec la T4, afin d'obtenir un apport plus équilibré en hormones thyroïdiennes.

La liothyronine est également utilisée dans des situations cliniques particulières, par exemple en cas de coma myxœdémateux, une complication rare et potentiellement mortelle de l'hypothyroïdie. Dans de telles situations d'urgence, l'action rapide de la T3 permet une amélioration rapide de l'état. En outre, elle peut être utilisée temporairement pour normaliser les taux hormonaux chez les patients qui se préparent à une thérapie à l'iode radioactif ou chez lesquels un traitement suppressif est nécessaire.

L'utilisation de la liothyronine nécessite une surveillance attentive, car un surdosage peut facilement entraîner des symptômes d'hyperthyroïdie tels que tachycardie, agitation ou insomnie. Malgré ses indications plus limitées, elle reste un médicament précieux en endocrinologie, notamment pour les patients ayant des besoins thérapeutiques spécifiques.

Antithyroïdiens

Antithyroïdiens comme le méthimazole et le propylthiouracile sont des médicaments essentiels pour le traitement de l'hyperthyroïdie. Ils agissent en inhibant la production d'hormones thyroïdiennes en bloquant l'enzyme thyroperoxydase, qui est impliquée dans l'iodation des résidus de tyrosine et la synthèse de T3 et T4. Le propylthiouracile a en outre la capacité d'inhiber la conversion périphérique de T4 en T3, ce qui le rend particulièrement utile dans des situations aiguës telles que la crise thyréotoxique.

Ces médicaments sont principalement utilisés dans les cas d'hyperthyroïdie - maladies telles que la maladie de Basedow - afin de contrôler la surproduction d'hormones thyroïdiennes. Ils servent souvent de première option thérapeutique, notamment chez les patients qui ne sont pas éligibles pour une radiothérapie à l'iode ou un traitement chirurgical, ou en préparation à ces procédures. La durée du traitement est généralement de 12 à 18 mois, avec des contrôles réguliers de la fonction thyroïdienne pour ajuster le dosage et éviter le développement d'une hypothyroïdie.

Les antithyroïdiens sont généralement bien tolérés, mais peuvent provoquer des effets secondaires tels que des éruptions cutanées, des douleurs articulaires ou des troubles gastro-intestinaux. Des complications plus graves, telles qu'une agranulocytose (diminution sévère des globules blancs) ou une hépatotoxicité, sont rares mais nécessitent un arrêt immédiat du traitement et une intervention médicale. Propylthiouracile n'est généralement préféré, en raison de son risque plus élevé de lésions hépatiques, que lorsque le méthimazole n'est pas approprié, par exemple pendant le premier trimestre de la grossesse.

Les antithyroïdiens restent un élément central dans le traitement de l'hyperthyroïdie , offrent un contrôle efficace de la maladie et permettent de stabiliser la fonction thyroïdienne sans mesures invasives. Leur utilisation nécessite toutefois une surveillance attentive afin de détecter précocement les effets secondaires et de rendre le traitement sûr et efficace.

Hormones synthétiques et bio-identiques

Le développement de l'hormonothérapie substitutive a conduit à la distinction entre les hormones synthétiques et les hormones bio-identiques.

Hormones synthétiques

Hormones synthétiques sont des composés fabriqués chimiquement qui sont soit identiques aux hormones naturelles, soit modifiés pour améliorer leurs propriétés pharmacologiques. Elles sont largement utilisées en médecine, par exemple dans la contraception, l'hormonothérapie substitutive ou le traitement des maladies hormonodépendantes. Un exemple connu est l'éthinylestradiol, un œstrogène modifié, qui est présent dans de nombreux contraceptifs oraux. L'introduction d'un groupe éthinyle dans la structure de la molécule augmente la stabilité à la dégradation métabolique et améliore la biodisponibilité, de sorte qu'une dose plus faible est nécessaire pour obtenir un contrôle efficace des taux d'hormones.

Grâce à de telles modifications chimiques, les hormones synthétiques peuvent en outre avoir une durée d'action prolongée, ce qui peut allonger les intervalles de traitement et améliorer l'observance. Par exemple, les analogues de l'insuline à longue durée d'action ou les préparations à libération prolongée de progestatifs synthétiques sont utilisés dans la pratique clinique pour garantir une action continue et stable. Parallèlement, les hormones synthétiques permettent d'influencer de manière ciblée des récepteurs spécifiques, ce qui permet de renforcer certains effets ou de minimiser les effets indésirables.

Cependant, les hormones synthétiques peuvent également provoquer des effets secondaires spécifiques, qui résultent de leur structure modifiée. L'éthinylestradiol, par exemple, augmente le risque de thrombose chez certaines femmes, en raison de son influence sur le métabolisme des facteurs de coagulation. Des défis similaires existent avec d'autres hormones synthétiques, dont les effets à long terme sur l'organisme peuvent varier d'une personne à l'autre.

Le développement des hormones synthétiques a considérablement fait progresser la médecine moderne, car il permet d'adapter précisément les hormones aux besoins thérapeutiques. Néanmoins, leur utilisation nécessite une évaluation minutieuse des avantages et des risques ainsi qu'un dosage adapté à chaque individu afin de garantir un traitement efficace et sûr. La recherche continue d'améliorer les hormones synthétiques afin d'augmenter leur efficacité et de minimiser davantage les effets secondaires potentiels . Les hormones synthétiques sont utilisées dans le traitement de la maladie d'Alzheimer et de la maladie de Parkinson.

Hormones bio-identiques

Les hormones bio-identiques sont des hormones synthétisées dont la structure moléculaire est identique à celle des hormones produites par l'organisme. Elles sont généralement synthétisées à partir de précurseurs végétaux tels que la diosgénine, extraite de l'igname ou du soja, et transformées chimiquement en substances telles que l'œstrogène , la progestérone ou la testostérone . Grâce à leur structure identique, elles peuvent se lier aux récepteurs hormonaux naturels et déclencher des effets physiologiques similaires à ceux de l'hormone produite par le corps.

Les partisans des hormones bio-identiques soulignent que ces substances sont mieux tolérées et que leurs effets sont plus naturels, car elles sont métabolisées de la même manière que les hormones produites par l'organisme. Elles sont souvent utilisées dans le traitement hormonal de substitution (THS) chez les femmes ménopausées pour soulager des symptômes tels que les bouffées de chaleur, les troubles du sommeil et les sautes d'humeur, ainsi que dans le traitement des déficits hormonaux chez les hommes ou des troubles endocriniens.

Malgré leurs avantages, l'utilisation des hormones bio-identiques pose des défis. L'un des principaux points critiques est le manque de standardisation, en particulier pour les préparations individuelles réalisées dans les pharmacies (appelées "compounding pharmacies"). Ces préparations ne sont pas toujours soumises aux mêmes exigences réglementaires strictes que les préparations hormonales conventionnelles, ce qui peut entraîner des variations dans le dosage et des risques potentiels pour la sécurité. De plus, les hormones bio-identiques sont souvent plus chères que les alternatives synthétiques, ce qui peut limiter leur disponibilité et leur accès.

Les preuves scientifiques démontrant clairement les avantages des hormones bio-identiques par rapport aux hormones synthétiques sont limitées. Néanmoins, elles représentent une option précieuse pour les patients qui préfèrent une thérapie hormonale identique à la nature ou qui éprouvent des effets secondaires avec des préparations conventionnelles. Une surveillance attentive du traitement et une adaptation individuelle du dosage sont essentielles pour maximiser l'efficacité et minimiser les risques. La poursuite des recherches sur les hormones bio-identiques pourrait permettre de mieux comprendre leur sécurité et leur efficacité et d'établir des options de traitement standardisées.

Importance des hormones dans la thérapie

La diversité des hormones utilisées en thérapie ouvre de nombreuses possibilités de traitement ciblé des pathologies les plus diverses, car elles peuvent intervenir dans presque tous les processus centraux de régulation de l'organisme. Les hormones stéroïdes , telles que l'œstrogène , la progestérone , la testostérone et les glucocorticoïdes, sont des éléments indispensables de la médecine moderne et sont largement utilisées dans le traitement hormonal substitutif, l'oncologie et l'immunomodulation. Ils sont par exemple utilisés pour soulager les troubles de la ménopause tels que les bouffées de chaleur et l'ostéoporose , pour remédier aux symptômes d'une carence en testostérone ou pour supprimer la réaction immunitaire en cas de maladies inflammatoires et auto-immunes telles que la polyarthrite rhumatoïde ou l'asthme. Leur large spectre d'action les rend indispensables dans de nombreux domaines, mais nécessite un dosage et une surveillance précis, car ils peuvent également être associés à des effets secondaires tels qu'un risque accru de thrombose , des troubles métaboliques ou une suppression des systèmes de production hormonale propres à l'organisme.

Les hormones peptidiques, comme l'insuline, le glucagon ou l'érythropoïétine, sont essentielles dans la régulation des processus métaboliques et le soutien des fonctions physiologiques. L'insuline joue un rôle central dans le traitement du diabète mellitus, où elle normalise le métabolisme du glucose et prévient les complications potentiellement mortelles telles que l'acidocétose. Le glucagon est utilisé dans les situations d'urgence pour traiter les hypoglycémies graves, tandis que l'érythropoïétine est utilisée dans les anémies, notamment en cas d'insuffisance rénale chronique, pour favoriser la formation d'érythrocytes dans la moelle osseuse. Ces hormones ont le potentiel de sauver des vies et sont des exemples de contrôle précis de processus propres au corps par des interventions hormonales.

Les hormones thyroïdiennes, telles que la lévothyroxine et la liothyronine, sont indispensables en endocrinologie, car elles constituent la base du traitement de l'hypothyroïdie et de l'hyperthyroïdie. En cas d'hypothyroïdie, la lévothyroxine remplace la T4 manquante et est transformée en T3 dans l'organisme, ce qui permet de normaliser le métabolisme et la qualité de vie des patients. Dans des situations particulières, comme lors de crises thyroïdiennes aiguës ou d'exigences hormonales particulières, on utilise également la liothyronine à action rapide. La régulation du taux d'hormones thyroïdiennes est cruciale, car tant une carence qu'un excès peuvent avoir de graves conséquences sur l'ensemble de l'organisme.

Hormones synthétiques et hormones bio-identiques élargissent considérablement l'éventail thérapeutique en permettant un traitement plus personnalisé. Les hormones synthétiques, comme l'éthinylestradiol dans les pilules contraceptives, présentent des avantages grâce à des modifications chimiques, comme une meilleure biodisponibilité, une durée d'action prolongée ou une liaison ciblée aux récepteurs, ce qui augmente leur efficacité. En revanche, les hormones bio-identiques , dont la structure est identique à celle des hormones endogènes, sont souvent perçues comme plus naturelles et mieux tolérées, car elles suivent les mêmes voies métaboliques que les hormones endogènes. Leur production à partir de précurseurs végétaux, comme la diosgénine de l'igname, permet une adaptation précise aux besoins physiologiques du patient. Néanmoins, les hormones bio-identiques sont souvent plus chères et pas toujours standardisées, ce qui nécessite de bien peser le pour et le contre de leur utilisation.

Le choix de l'hormone appropriée et de sa forme d'administration repose toujours sur le diagnostic spécifique, les besoins individuels du patient et une évaluation approfondie des risques et des avantages. Les préparations hormonales peuvent être administrées par voie orale, sous-cutanée, intraveineuse, transdermique ou intramusculaire, en fonction de la durée d'action souhaitée, du site d'action et de la tolérance. Les progrès de la recherche et du développement médicaux ont permis d'améliorer continuellement la sécurité et l'efficacité des traitements hormonaux. Il s'agit notamment du développement de préparations à libération prolongée, de l'optimisation des préparations combinées et de l'introduction de nouveaux systèmes d'administration qui permettent un traitement plus personnalisé et plus confortable.

L'hormonothérapie est un élément indispensable de la médecine moderne, car elle permet un contrôle précis des processus corporels et peut traiter efficacement un grand nombre de maladies. Ses multiples possibilités d'utilisation, de l'endocrinologie à la médecine métabolique en passant par l'oncologie , montrent son énorme potentiel. Les progrès de la recherche et le développement des hormones synthétiques et bio-identiques contribueront à l'avenir également à élargir les possibilités de traitement et à améliorer encore la qualité de vie des patients.

Partie II : Utilisation des thérapies hormonales

L'hormonothérapie en gynécologie

L'hormonothérapie (HT) joue un rôle central dans la pratique gynécologique, notamment dans le traitement des symptômes liés aux changements hormonaux comme la ménopause . Elle comprend l'utilisation ciblée d'hormones afin de compenser les déficits endocriniens ou de moduler les processus physiologiques. La forme la plus courante d'HT en gynécologie est le traitement hormonal substitutif (THS), qui est surtout utilisé pour traiter les symptômes de la ménopause et de la périménopause.

Ménopause et symptômes de la périménopause

La ménopause , définie comme l'arrêt permanent des menstruations en raison de la disparition de la fonction ovarienne, s'accompagne d'un changement hormonal significatif. La chute des taux d'œstrogènes et de progestérone qui en résulte peut provoquer une multitude de symptômes qui peuvent avoir un impact considérable sur le bien-être et la qualité de vie des femmes concernées.

Les symptômes typiques sont

- **Les troubles vasomoteurs** : Bouffées de chaleur et sueurs nocturnes, qui constituent les motifs les

plus fréquents de recours à un traitement hormonal substitutif.
- **Symptômes psychiques** : troubles du sommeil, irritabilité, états dépressifs et problèmes de concentration.
- **Troubles urogénitaux** : Sécheresse vaginale, dyspareunie et infections urinaires fréquentes dues à des modifications atrophiques de la muqueuse.
- **troubles osseux et musculaires** : Augmentation de la résorption osseuse pour risque d'ostéoporose et de fractures.
- **Symptômes cardiovasculaires** : modifications du métabolisme des lipides et augmentation des risques cardiovasculaires.

La phase périménopausique, la phase de transition vers la ménopause , est particulièrement caractérisée par des fluctuations hormonales qui peuvent encore accentuer ces symptômes.

Thérapie hormonale de substitution (THS) : Indications, bénéfices et risques

Le traitement hormonal de substitution (THS) est un élément central du traitement des troubles de la ménopause et est notamment utilisé pour soulager les symptômes liés à la diminution de la production d'œstrogènes à la ménopause . Parmi les principales indications, on trouve le soulagement des symptômes liés aux troubles vasomoteurs tels que les bouffées de chaleur et les sueurs nocturnes, ainsi que des symptômes psychologiques tels que les troubles du sommeil, l'irritabilité et la dépression. Ces symptômes peuvent avoir un impact considérable sur la qualité de vie, de sorte qu'une thérapie ciblée représente pour de nombreuses femmes une amélioration significative de leur bien-être.

Le traitement des atrophies urogénitales est une autre indication importante de l'hormonothérapie substitutive. La carence en œstrogènes à la ménopause entraîne souvent des modifications atrophiques des muqueuses vaginales et urétrales, qui peuvent provoquer des troubles tels qu'une sécheresse vaginale, une dyspareunie et des infections urinaires récurrentes. Dans de tels cas, le traitement hormonal substitutif peut être utilisé aussi bien localement que de manière systémique, l'application locale étant privilégiée afin de minimiser les risques systémiques.

La prévention de l'ostéoporose est une autre indication essentielle. Après la ménopause , le risque de perte osseuse et de fractures associées augmente, en particulier au niveau de la colonne vertébrale et de la hanche. Le traitement hormonal substitutif s'est avéré efficace pour réduire ce risque, car il a une influence positive sur le métabolisme osseux et maintient la densité osseuse. Chez les femmes souffrant d'insuffisance ovarienne primaire, le traitement hormonal substitutif est également indiqué, pour compenser les déficits hormonaux qui peuvent entraîner non seulement des symptômes ménopausiques, mais aussi des risques à long terme pour la santé.

Les avantages du traitement hormonal substitutif résident principalement dans l'amélioration de la qualité de vie. L'atténuation des symptômes tels que les bouffées de chaleur, les troubles du sommeil et les troubles psychiques permet aux femmes concernées de mieux gérer leur quotidien. En outre, le traitement hormonal substitutif contribue à la santé osseuse en réduisant significativement le risque de fractures ostéoporotiques. Un autre bénéfice potentiel réside dans la protection contre les maladies cardiovasculaires, en particulier lorsque le traitement hormonal substitutif est initié tôt dans la périménopause. Ces effets protecteurs sur le système cardiovasculaire dépendent toutefois du moment de l'initiation du traitement et nécessitent des recherches supplémentaires.

Malgré ses nombreux avantages, le traitement hormonal substitutif comporte également des risques qui doivent être soigneusement évalués. Parmi les risques connus figurent les événements thromboemboliques tels que les thromboses veineuses et les embolies pulmonaires, qui peuvent survenir surtout en cas d'hormonothérapie substitutive systémique. Un autre risque potentiellement accru est le développement d'un carcinome mammaire, en particulier en cas d'utilisation prolongée d'un traitement hormonal substitutif combiné à base d'œstrogènes et de progestérone. Les femmes dont l'utérus est intact et qui ne reçoivent pas une administration adéquate de progestérone présentent également un risque accru d'hyperplasie de l'endomètre , qui peut dans certains cas conduire à un cancer de l'endomètre. Les risques cardiovasculaires varient également en fonction du moment et de la durée d'utilisation et doivent être évalués individuellement.

Pour minimiser les risques liés au traitement hormonal de substitution, certaines stratégies sont essentielles. Il s'agit notamment d'utiliser la plus faible quantité d'hormones efficaces afin d'obtenir les effets thérapeutiques souhaités tout en réduisant les effets secondaires . Dans la mesure du possible, il convient de privilégier l'application locale, par exemple en cas de troubles urogénitaux, car cette méthode minimise l'exposition systémique. En outre, une évaluation régulière du rapport bénéfice/risque est essentielle pour adapter le traitement à chaque patiente et garantir sa sécurité. De telles évaluations régulières permettent d'identifier les risques potentiels à un stade précoce et de modifier le traitement en conséquence.

Prévention et traitement de l'ostéoporose

L'ostéoporose est l'une des complications les plus fréquentes et les plus importantes liées à la carence en œstrogènes post-ménopausique. La diminution de la production d'œstrogènes après la ménopause entraîne une accélération de la perte osseuse en raison de l'absence des effets ostéoprotecteurs des œstrogènes. Les œstrogènes jouent un rôle central dans le métabolisme osseux

, en régulant l'équilibre entre la formation osseuse et la résorption osseuse. En leur absence, l'activité des ostéoclastes, responsables de la dégradation du tissu osseux, est augmentée, tandis que l'activité des ostéoblastes, responsables de la formation osseuse, ne peut pas être suffisamment compensée. Il en résulte une diminution de la densité osseuse et une fragilité accrue du squelette, ce qui augmente significativement le risque de fractures, en particulier aux endroits où la charge est importante, comme la colonne vertébrale et la hanche.

L'hormonothérapie substitutive constitue une mesure efficace pour contrer ce processus physiopathologique. Il offre des avantages à la fois préventifs et thérapeutiques, en particulier pour les femmes qui présentent un risque élevé de fractures ostéoporotiques. Le mécanisme d'action primaire de l'hormonothérapie substitutive dans la prévention de l'ostéoporose réside dans l'inhibition de l'activité des ostéoclastes par les œstrogènes. Ces hormones interagissent avec des récepteurs spécifiques sur les cellules osseuses, ce qui supprime la libération de cytokines et de facteurs de croissance qui favorisent l'activité des ostéoclastes. Parallèlement, l'apoptose des ostéoclastes est favorisée et la durée de vie des ostéoblastes est prolongée, ce qui entraîne une stabilisation du métabolisme osseux.

L'utilisation d'œstrogènes dans le cadre d'un traitement hormonal substitutif permet de réduire la résorption osseuse, ce qui permet non seulement de maintenir la densité osseuse existante, mais aussi, dans de nombreux cas, de l'augmenter modérément . Cela a un effet direct sur la stabilité mécanique de l'os et entraîne une réduction du risque de fractures ostéoporotiques. C'est surtout au début de la postménopause, lorsque la perte osseuse est la plus importante, que le traitement hormonal substitutif a un effet protecteur significatif.

Outre son action directe sur le métabolisme osseux , l'hormonothérapie substitutive a également des effets systémiques qui peuvent contribuer à la prévention de l'ostéoporose . Elle améliore par exemple l'absorption du calcium dans l'intestin et réduit l'excrétion rénale de calcium, ce qui augmente la disponibilité de ce minéral essentiel pour la formation osseuse. En outre, l'hormonothérapie substitutive peut moduler les processus inflammatoires dans le tissu osseux, qui jouent également un rôle dans la perte osseuse pathologique.

Malgré son efficacité, l'utilisation de l'hormonothérapie substitutive pour prévenir l'ostéoporose doit être soigneusement évaluée, car elle comporte des risques spécifiques. La décision de suivre un traitement hormonal substitutif doit donc être prise individuellement, en tenant compte de la santé générale de la patiente, de son risque de fracture et des contre-indications éventuelles. Des examens de contrôle réguliers sont nécessaires pour vérifier l'efficacité du traitement et pour détecter rapidement d'éventuels effets secondaires . En fin de compte, le traitement hormonal substitutif représente pour de nombreuses femmes une option précieuse pour préserver la qualité de vie et minimiser les conséquences à long terme de l'ostéoporose .

Alternatives au traitement hormonal de substitution

Bisphosphonates

Les bisphosphonates sont une alternative établie et efficace au traitement hormonal de substitution (THS) pour la prévention et le traitement de l'ostéoporose , en particulier chez les femmes chez qui le traitement hormonal de substitution est contre-indiqué ou ne souhaite pas être utilisé. Ces médicaments agissent de manière ciblée sur le métabolisme osseux et sont particulièrement importants en cas d'ostéoporose postménopausique ainsi que pour d'autres formes de perte osseuse.

Le mécanisme d'action des bisphosphonates repose sur leur capacité à se fixer sélectivement à la surface des os, en particulier dans les zones où le remodelage osseux est important. Ils sont absorbés par les ostéoclastes actifs et inhibent leur fonction en interférant avec le métabolisme cellulaire. En particulier, ils bloquent la farnésylpyrophosphate synthase, une enzyme de la voie métabolique du mévalonate, qui est essentielle au fonctionnement et à la survie des ostéoclastes. Il en résulte une inhibition de la résorption osseuse sans affecter la formation osseuse par les ostéoblastes , ce qui permet de stabiliser ou d'augmenter la densité osseuse.

Indications et avantages des bisphosphonates

Les bisphosphonates sont autorisés à la fois pour la prévention et le traitement de l'ostéoporose. Ils réduisent le risque de fractures vertébrales et non vertébrales, y compris les fractures de la hanche, et montrent une grande efficacité chez les patientes souffrant déjà d'ostéoporose ou présentant de multiples facteurs de risque. Parmi les principes actifs couramment utilisés figurent l'alendronate, le risédronate, l'ibandronate et le zolédronate.

L'un des principaux avantages des bisphosphonates est que, contrairement aux traitements hormonaux de substitution, ils n'entraînent pas d'effets secondaires œstrogéno-dépendants tels qu'un risque accru de cancer du sein ou de cancer de l'endomètre. De plus, ils conviennent également aux patientes qui ne peuvent pas prendre d'hormones en raison de risques de thrombose ou d'embolie.

Formes d'application et dosage

Les bisphosphonates sont administrés sous différentes formes, dont des comprimés oraux (par exemple une fois par semaine ou par mois) et des perfusions intraveineuses (par exemple une fois par an pour le zolédronate). Cette flexibilité permet d'adapter le traitement aux besoins et aux préférences des patientes.

Effets secondaires et restrictions

Malgré leur efficacité, les bisphosphonates sont associés à des effets secondaires spécifiques . Les préparations orales peuvent provoquer des troubles gastro-intestinaux tels que brûlures d'estomac, nausées et œsophagite, raison pour laquelle elles doivent être prises avec suffisamment d'eau et en position verticale. L'utilisation à long terme, en particulier au-delà de cinq ans, est associée à des complications rares mais graves telles que des fractures fémorales atypiques et des ostéonécroses de la mâchoire (ONJ). Ces risques nécessitent une réévaluation régulière du traitement et éventuellement des pauses thérapeutiques (appelées "drug holidays").

Denosumab

Le dénosumab est un anticorps monoclonal qui bloque spécifiquement le ligand du récepteur de l'activateur du facteur nucléaire κB (RANKL), une voie de signalisation essentielle qui régule l'activité et la différenciation des ostéoclastes . En tant qu'inhibiteur de RANKL, le dénosumab a un mécanisme d'action unique par rapport aux autres thérapies de traitement et de prévention de l'ostéoporose . Il est notamment utilisé chez les femmes ménopausées présentant un risque élevé de fracture et constitue une alternative ou un complément efficace aux traitements classiques tels que les bisphosphonates.

Mécanisme d'action du dénosumab

RANKL est une protéine produite par les ostéoblastes et leurs cellules précurseurs, et est nécessaire à la maturation et à l'activation des ostéoclastes . Les ostéoclastes sont les cellules responsables de la résorption osseuse. Le dénosumab se lie spécifiquement à RANKL et empêche son interaction avec le récepteur RANK sur les ostéoclastes. Cette inhibition réduit la formation, la fonction et la durée de vie des ostéoclastes, ce qui entraîne une diminution significative de la résorption osseuse. Il en résulte une augmentation de la densité osseuse et une réduction du risque de fractures ostéoporotiques.

Indications du dénosumab

Le dénosumab est principalement utilisé dans l'ostéoporose postménopausique , en particulier chez les femmes présentant un risque élevé de fractures ou en cas d'intolérance ou de contre-indications aux bisphosphonates. Il est également utilisé dans d'autres conditions associées à une augmentation de la résorption osseuse, comme l'ostéoporose induite par les glucocorticoïdes ou chez les hommes sous traitement hormonal suppressif pour un cancer de la prostate .

Avantages du dénosumab

Le dénosumab présente plusieurs avantages importants par rapport aux traitements traditionnels de l'ostéoporose et constitue une option attrayante pour les patientes qui ont besoin d'options de traitement alternatives. L'un des points forts les plus remarquables du dénosumab est son efficacité, puisqu'il réduit de manière significative le risque de fractures vertébrales, non vertébrales et de la hanche. Cette protection complète contre les fractures en fait un choix efficace pour les femmes souffrant d'ostéoporose postménopausique, notamment en cas de risque élevé de fracture. Un autre avantage réside dans la commodité d'utilisation. Comme le dénosumab est injecté par voie sous-cutanée et que cela n'est nécessaire que deux fois par an, l'adhésion au traitement est considérablement facilitée par rapport à d'autres formes de traitement qui nécessitent des prises plus fréquentes. Cela est particulièrement avantageux pour les patientes âgées qui pourraient avoir des difficultés à suivre des régimes de prise complexes.

Une caractéristique supplémentaire qui distingue le dénosumab des autres traitements de l'ostéoporose est son utilisation plus large chez les patientes présentant des troubles de la fonction rénale. Alors que les bisphosphonates sont souvent contre-indiqués en cas de fonction rénale réduite, le denosumab peut être utilisé en toute sécurité, car il n'est pas éliminé par les reins. Cela élargit les possibilités de traitement pour un groupe de patientes souvent touchées par l'ostéoporose et dont les options thérapeutiques sont limitées.

Risques du dénosumab

Malgré ses avantages, le dénosumab n'est pas exempt de risques et d'effets secondaires potentiels , qui doivent être surveillés de près. Une complication fréquente est l'hypocalcémie, qui peut survenir surtout chez les patientes dont l'absorption de calcium est limitée ou qui présentent une carence en vitamine D. Il est donc essentiel d'assurer une supplémentation adéquate en calcium et en vitamine D avant le début et pendant le traitement afin de compenser cette carence. Il existe également un risque légèrement accru d'infections de la peau et des tissus mous, comme la cellulite, qui doit être pris en compte lors de l'utilisation du dénosumab.

L'ostéonécrose de la mâchoire (ONJ) est une complication rare mais potentiellement grave qui, comme avec les bisphosphonates, peut survenir surtout en cas de traitement prolongé. Le développement d'une ONJ nécessite une surveillance dentaire attentive et une intervention précoce afin d'éviter des conséquences graves. Les fractures fémorales atypiques sont une autre complication à long terme qui peut survenir dans de rares cas. Ces fractures rares nécessitent une surveillance régulière, en particulier en cas d'utilisation prolongée du denosumab .

Restrictions et problème d'arrêt

Une particularité du dénosumab est l'effet rebond après l'arrêt du traitement. L'arrêt peut entraîner une augmentation rapide et importante de l'activité des ostéoclastes, ce qui peut se traduire par une perte osseuse accélérée et un risque accru de fractures vertébrales multiples. Il est donc important d'envisager un traitement alternatif, comme les bisphosphonates, après l'arrêt du traitement par dénosumab, afin de contrôler la perte osseuse.

Le dénosumab est globalement une option efficace et confortable pour le traitement de l'ostéoporose, en particulier chez les patientes présentant un risque élevé de fracture ou une intolérance aux autres traitements. Son mécanisme d'action innovant et ses injections infracliniques en font un choix attractif. Néanmoins, son utilisation nécessite une surveillance attentive et une planification stratégique, notamment en ce qui concerne les effets secondaires potentiels et la gestion après la fin du traitement.

Modulateurs sélectifs des récepteurs aux œstrogènes (SERMs)

Les modulateurs sélectifs des récepteurs aux œstrogènes (SeRM) constituent une alternative importante dans le traitement et la prévention de l'ostéoporose, en particulier pour les femmes qui refusent un traitement hormonal substitutif (THS) ou pour lesquelles un traitement hormonal substitutif est contre-indiqué. Les SeRM sont des composés synthétiques, qui agissent sur les récepteurs des œstrogènes, mais qui ont des effets agonistes ou antagonistes selon les tissus. Cette action sélective permet de profiter des effets positifs des œstrogènes sur le métabolisme osseux sans augmenter les risques associés aux maladies œstrogéno-dépendantes comme le cancer du sein ou de l'endomètre.

Les SeRM protègent efficacement contre les fractures ostéoporotiques en inhibant l'activité des ostéoclastes et en réduisant la résorption osseuse. Leur mécanisme d'action repose sur le fait qu'ils agissent dans le tissu osseux comme les œstrogènes et y réduisent l'expression des facteurs de stimulation des ostéoclastes. Ils favorisent ainsi le maintien, voire l'augmentation de la densité osseuse et renforcent la stabilité mécanique du squelette. Des études ont montré que les SeRM comme le raloxifène réduisent significativement le risque de fractures vertébrales, le bénéfice étant particulièrement marqué chez les femmes souffrant déjà d'ostéoporose .

L'un des principaux avantages des SeRM par rapport à l'hormonothérapie de substitution est qu'ils n'ont pas d'effet stimulant sur le tissu mammaire. Au contraire, le raloxifène réduit même le risque de carcinome mammaire à récepteurs d'œstrogènes positifs, ce qui en fait un choix privilégié pour les femmes présentant un risque accru de cancer du sein ou des antécédents de ce type. en outre, les SeRM n'augmentent pas le risque d'hyperplasie ou de cancer de l'endomètre, ce qui améliore encore leur profil de sécurité.

Malgré leurs avantages, les SeRM ont également des effets secondaires et des restrictions qui doivent être prises en compte lors de la planification du traitement. L'un des effets secondaires les plus fréquents est le risque accru d'événements thromboemboliques veineux, notamment de thromboses veineuses profondes et d'embolies pulmonaires. Ce risque est similaire à celui observé avec l'hormonothérapie substitutive et nécessite donc une évaluation minutieuse chez les patientes ayant des antécédents de ce type. D'autres effets secondaires possibles sont les bouffées de chaleur et les crampes musculaires, qui peuvent avoir un impact sur la qualité de vie de certaines femmes.

Les SeRM sont les plus efficaces pour prévenir les fractures vertébrales et moins efficaces pour réduire le risque de fracture de la hanche par rapport à d'autres traitements comme les bisphosphonates ou le dénosumab. Ils sont donc particulièrement indiqués pour les femmes ménopausées présentant un risque modéré de fracture ou pour celles qui recherchent une protection supplémentaire contre le cancer du sein.

En résumé, les SeRM tels que le raloxifène constituent une option polyvalente et sûre dans le traitement de l'ostéoporose, principalement en raison de leurs effets protecteurs sur les os et de leurs propriétés anticancéreuses. Toutefois, leur utilité est maximale lorsque les patients sont bien ciblés et que les risques potentiels, notamment en termes de complications thromboemboliques, sont pris en compte. Le suivi régulier et l'adaptation individuelle du traitement sont essentiels pour garantir un bénéfice maximal de ces médicaments.

Vitamine D et calcium

La vitamine D et le calcium jouent un rôle fondamental dans le maintien et la promotion de la stabilité osseuse et sont des éléments essentiels de toute stratégie de prévention et de traitement de l'ostéoporose. Ces deux nutriments agissent en synergie pour soutenir le métabolisme osseux, maintenir la densité minérale osseuse et réduire le risque de fractures.

Calcium est le principal minéral stocké dans les os, dont il assure la solidité et la stabilité. Environ 99 % du calcium total du corps se trouve dans les os et les dents. Le calcium n'est pas seulement un composant structurel, il est également essentiel à de nombreux processus physiologiques, tels que la contraction musculaire, la coagulation sanguine et le fonctionnement des enzymes. Un niveau insuffisant de calcium dans le sang amène le corps à mobiliser le calcium des os pour maintenir les fonctions vitales, ce qui peut entraîner à long terme une perte osseuse et l'ostéoporose.

La vitamine D est également essentielle, car elle favorise l'absorption du calcium par l'intestin et régule l'homéostasie du calcium dans le sang. Sans des quantités suffisantes de vitamine D, seule une fraction du calcium absorbé par l'alimentation est effectivement résorbée, ce qui peut entraîner une carence en calcium et donc nuire à la santé des os. La vitamine D contribue également à stimuler l'activité des ostéoblastes, responsables de la formation des os, et inhibe la sécrétion de l'hormone parathyroïdienne (PTH), qui, à des concentrations élevées, favorise la résorption osseuse.

L'apport combiné de vitamine D et de calcium est particulièrement important dans la prévention et le traitement de l'ostéoporose , en particulier chez les femmes postménopausées, les personnes âgées et les personnes présentant un risque accru de fractures. Des études ont montré que la prise régulière de ces deux nutriments stabilise, voire augmente, la densité osseuse et réduit le risque de fractures vertébrales et non vertébrales.

Une carence en vitamine D , largement répandue dans le monde entier, en particulier dans les régions où l'ensoleillement est limité, peut avoir un impact considérable sur la santé des os. La vitamine D est principalement synthétisée dans la peau sous l'effet des rayons UVB, et seule une petite partie est apportée par l'alimentation. C'est pourquoi la supplémentation en vitamine D est souvent nécessaire, en particulier chez les personnes âgées dont la capacité à synthétiser la vitamine D dans la peau est réduite.

L'apport journalier recommandé pour le calcium se situe entre 1000 et 1200 mg selon l'âge et le sexe, tandis que l'apport en vitamine D devrait être d'environ 800 à 2000 UI par jour, en particulier pour les groupes à risque. Les dépassements de ces doses doivent toutefois être évités, car un apport excessif de calcium est associé à un risque accru de calculs rénaux et un apport excessif de vitamine D à une hypercalcémie.

En résumé, la vitamine D et le calcium sont des composants indispensables au maintien de la santé osseuse et à la prévention de l'ostéoporose. Leur action synergique garantit que l'organisme est suffisamment approvisionné en calcium et que celui-ci peut être utilisé efficacement. Un apport régulier par le biais d'une alimentation équilibrée, éventuellement complété par des compléments alimentaires, ainsi qu'une exposition adéquate à la lumière du soleil sont essentiels pour garantir la stabilité et la solidité des os à long terme.

L'hormonothérapie en andrologie

L'hormonothérapie en andrologie (= spécialité qui s'occupe de la santé de l'homme, en particulier du fonctionnement et des maladies des organes génitaux masculins, des troubles hormonaux, de la capacité de reproduction ainsi que des dysfonctionnements sexuels) , en particulier la thérapie de remplacement de la testostérone (TRT), joue un rôle central dans le traitement du déficit en testostérone et de l'hypogonadisme . La testostérone est la principale hormone sexuelle masculine et est essentielle à de nombreux processus physiologiques, notamment la santé sexuelle, le développement de la masse musculaire, la densité osseuse et la qualité de vie en général. Une carence en testostérone, connue sous le nom d'hypogonadisme, peut survenir de manière primaire en raison de troubles testiculaires ou de manière secondaire suite à un dysfonctionnement de l'axe hypothalamo-hypophysaire. Cette condition entraîne souvent des symptômes tels qu'une baisse de la libido, un dysfonctionnement érectile, de la fatigue, une perte musculaire, une augmentation de la graisse corporelle et des troubles psychologiques tels que la dépression et l'irritabilité. La santé des os peut également être affectée par une diminution de la densité osseuse et un risque accru d'ostéoporose

La thérapie de remplacement de la testostérone est le traitement standard de l'hypogonadisme symptomatique et est administrée sous différentes formes, dont les injections intramusculaires, les gels ou patchs transdermiques, les implants sous-cutanés et les préparations orales. Elle vise à normaliser les niveaux de testostérone et à soulager les symptômes qui y sont associés. Des études montrent que la TRT améliore considérablement la libido et la fonction sexuelle, ce qui a un impact positif direct sur la qualité de vie des hommes concernés. En outre, la TRT agit sur le métabolisme musculaire en stimulant la synthèse des protéines, ce qui entraîne une augmentation de la masse et de la force musculaires. Parallèlement, elle réduit la masse grasse, ce qui favorise la composition corporelle et la santé métabolique. L'amélioration de la densité osseuse sous TRT peut réduire le risque de fractures ostéoporotiques, en particulier chez les hommes souffrant d'un déficit avancé en testostérone.

L'influence de la testostérone sur la santé cardiovasculaire est complexe et fait l'objet de controverses. Alors que de faibles taux de testostérone sont associés au syndrome métabolique, à la résistance à l'insuline et à l'obésité, la question de savoir si la TRT augmente ou réduit les risques cardiovasculaires reste ouverte. Certaines études indiquent des effets positifs sur le métabolisme lipidique et la fonction endothéliale, tandis que d'autres suggèrent un risque accru d'événements thromboemboliques ou de maladies cardiovasculaires. Pour cette raison, il est nécessaire d'évaluer soigneusement les risques et les bénéfices individuels avant de commencer le TRT.

La TRT est de plus en plus discutée dans le contexte de ce que l'on appelle l'anti-aging, les hommes âgés recevant souvent de la testostérone sans indication claire comme moyen d'améliorer leur vitalité, leur force musculaire et leur qualité de vie. Même si certaines études indiquent que la TRT peut avoir des avantages dans ce groupe, il n'existe pas encore de base scientifique suffisante pour une utilisation généralisée. De plus, les risques tels que la polycythémie, les événements thromboemboliques ou les effets indésirables sur la prostate peuvent l'emporter, notamment en cas d'utilisation à long terme sans indication médicale claire.

L'hormonothérapie en andrologie présente des avantages évidents dans le traitement du déficit en testostérone et de l'hypogonadisme , notamment en ce qui concerne l'amélioration de la fonction sexuelle, de la masse musculaire et de la qualité de vie. En même temps, elle nécessite une surveillance médicale attentive afin de minimiser les effets secondaires potentiels et de détecter précocement les risques tels que les complications cardiovasculaires ou les maladies de la prostate. L'utilisation de la thérapie à la testostérone comme mesure anti-âge reste controversée et doit être considérée avec prudence, car des preuves scientifiques complètes de sa sécurité et de son efficacité dans ce contexte font encore défaut. Une sélection minutieuse des patients ainsi qu'un suivi régulier du traitement sont essentiels pour tirer le meilleur parti des avantages de la TRT et minimiser les risques potentiels.

Traitements hormonaux en médecine de la reproduction

Les traitements hormonaux sont un élément central de la médecine de la reproduction et sont utilisés pour diagnostiquer et traiter les problèmes de fertilité tant féminins que masculins. Chez les femmes, les hormones jouent un rôle crucial dans la stimulation de l'ovulation, la régulation du cycle menstruel et l'optimisation des conditions d'implantation d'un ovule fécondé. Chez les hommes, les approches hormonales sont utilisées pour améliorer la production et la qualité des spermatozoïdes lorsqu'elles sont affectées par des troubles endocriniens.

La stimulation de l'ovulation et la régulation du cycle sont des étapes essentielles dans le traitement de l'infertilité féminine . Chez les femmes présentant une ovulation irrégulière ou absente , comme dans le cas du syndrome des ovaires polykystiques (SOPK), des inducteurs de l'ovulation tels que le clomifène ou le létrozole sont utilisés pour favoriser la maturation des follicules et déclencher l'ovulation. Les gonadotrophines, dont l'hormone folliculo-stimulante (FSH) et l'hormone lutéinisante (LH), sont souvent utilisées pour favoriser le développement de follicules multiples, notamment dans le cadre de techniques de reproduction assistée comme la fécondation in vitro (FIV). Dans la FIV, la stimulation hormonale est essentielle pour maximiser la maturation des ovules et augmenter les chances de réussite de la fécondation. Parallèlement, des hormones telles que les analogues de la gonadotrophine de libération (GnRH) ou les antagonistes de la GnRH sont utilisées pour supprimer le cycle naturel et permettre un contrôle précis des taux hormonaux. Après le prélèvement des ovules, on administre souvent de la progestérone pour soutenir la phase lutéale et créer des conditions optimales pour la nidation de l'ovule fécondé.

Outre la stimulation des ovaires, le traitement hormonal joue également un rôle central dans la préparation de la muqueuse utérine. L'œstrogène et la progestérone sont souvent utilisés en combinaison pour préparer la muqueuse endométriale à l'accueil de l'embryon. Ceci est particulièrement important dans les techniques telles que la préparation au transfert d'embryons par cryocycle, où des embryons congelés sont transférés et où la synchronisation entre l'endomètre et le stade de développement de l'embryon est essentielle.

Chez les hommes présentant des problèmes d'infertilité dus à des dysfonctionnements hormonaux tels que l'hypogonadisme ou des troubles de l'axe hypothalamo-hypophysaire, des thérapies hormonales sont utilisées pour stimuler la spermatogenèse. Les gonadotrophines telles que la gonadotrophine chorionique humaine (hCG) et la FSH recombinante peuvent être utilisées pour stimuler la fonction testiculaire et augmenter la production de spermatozoïdes. Ces thérapies sont particulièrement efficaces chez les hommes souffrant d'hypogonadisme secondaire, car elles imitent la boucle de régulation hormonale naturelle. Dans certains cas, on utilise également des substituts de la testostérone, mais uniquement chez les hommes qui n'essaient pas de concevoir des enfants, car la testostérone exogène peut supprimer la production de spermatozoïdes.

Les traitements hormonaux sont également d'une importance capitale dans le diagnostic et le traitement des problèmes de fertilité complexes. Le suivi des taux d'hormones comme la FSH, la LH, l'estradiol, la progestérone et l'hormone anti-müllérienne (AMH) fournit des informations précieuses sur la réserve ovarienne, la régulation du cycle et les causes de l'infertilité. Ces données permettent d'individualiser les plans de traitement, afin de maximiser les chances de succès des techniques de reproduction assistée.

En résumé, les traitements hormonaux font partie intégrante de la médecine de la reproduction, car ils optimisent, tant chez la femme que chez l'homme, les conditions d'une reproduction réussie. Ils permettent de contrôler de manière ciblée le cycle menstruel, de soutenir la maturation des ovules et de favoriser la production de spermatozoïdes. Malgré leur efficacité, ces traitements nécessitent une surveillance attentive afin d'éviter les effets secondaires tels que le syndrome d'hyperstimulation ovarienne (SHO) chez les femmes ou les déséquilibres hormonaux chez les hommes. L'adaptation individuelle des traitements hormonaux aux besoins spécifiques des patients est cruciale pour le succès des interventions de médecine reproductive.

Oncologie et hormonothérapie

L'hormonothérapie joue un rôle central en oncologie, notamment dans le traitement des tumeurs hormonodépendantes comme le cancer du sein et le cancer de la prostate . Ces types de tumeurs présentent souvent une dépendance hormonale, dans laquelle des hormones telles que les œstrogènes ou les androgènes favorisent la croissance tumorale. La modulation ou le blocage ciblé de ces hormones s'est avéré être une forme de thérapie efficace et est utilisée aussi bien dans le cadre d'un traitement adjuvant que dans celui d'un traitement palliatif.

Dans le cas du cancer du sein , en particulier pour les tumeurs positives aux récepteurs hormonaux, l'anti-hormonothérapie est un élément essentiel du traitement. Les tumeurs exprimant des récepteurs aux œstrogènes et/ou à la progestérone peuvent être inhibées dans leur croissance en bloquant les voies de signalisation hormonale. Parmi les principales approches, on trouve l'utilisation de modulateurs sélectifs des récepteurs aux œstrogènes (SERM) comme le tamoxifène , qui bloque les récepteurs aux œstrogènes et inhibe ainsi l'effet prolifératif des œstrogènes dans le tissu mammaire. Les inhibiteurs de l'aromatase comme l'anastrozole, le létrozole ou l'exémestane réduisent la production d'œstrogènes chez les femmes ménopausées en supprimant la conversion des androgènes en œstrogènes dans les tissus périphériques. Ces traitements sont souvent utilisés comme traitement adjuvant pour réduire le risque de récidive et peuvent également être utilisés en traitement palliatif pour contrôler la croissance de la tumeur à des stades avancés.

Dans le cas du cancer de la prostate, la thérapie de déprivation androgénique (ADT) est une approche thérapeutique centrale, car la croissance de nombreuses tumeurs de la prostate est stimulée par la testostérone et la dihydrotestostérone (DHT). L'ADT est obtenu par l'ablation chirurgicale des testicules (orchidectomie) ou par la suppression médicamenteuse de la production de testostérone au moyen d'agonistes ou d'antagonistes de l'hormone de libération des gonadotrophines (GnRH). Les agonistes de la GnRH tels que la leuproréline et la goséréline entraînent une suppression durable de la production de testostérone après une libération initiale d'hormones. Les antagonistes de la GnRH tels que le Degarelix bloquent directement le récepteur et évitent le pic initial d'hormones. En outre, les antagonistes des récepteurs des androgènes comme l'enzalutamide ou l'abiratérone, un inhibiteur de la synthèse des androgènes, peuvent être utilisés pour inhiber davantage l'action des androgènes sur les cellules tumorales.

La thérapie anti-hormonale est associée à des effets secondaires spécifiques, qui sont le résultat de la suppression hormonale. Les femmes traitées avec des inhibiteurs de l'aromatase ou du tamoxifène peuvent souvent présenter des effets secondaires tels que des bouffées de chaleur, une sécheresse vaginale, des douleurs musculaires et un risque accru d'ostéoporose. Le tamoxifène est également associé à une légère augmentation du risque de thrombose veineuse et de cancer de l'endomètre, en particulier en cas d'utilisation à long terme. Les hommes sous traitement de privation androgénique présentent souvent des effets secondaires tels que perte de libido, dysfonctionnement érectile, perte de masse musculaire, prise de poids et risque accru d'ostéoporose et de maladies cardiovasculaires. Ces effets secondaires peuvent avoir un impact considérable sur la qualité de vie et nécessitent une surveillance attentive et, si nécessaire, des mesures de soutien telles que l'administration de bisphosphonates ou de dénosumab pour prévenir la perte osseuse.

Les thérapies hormonales adjuvantes sont utilisées pour réduire le risque de récidive après le traitement primaire de la tumeur. Dans le cas du cancer du sein, l'hormonothérapie adjuvante dure souvent cinq à dix ans, tandis que dans le cas du cancer de la prostate, la durée de l'ADT varie en fonction du profil de risque. Dans le cadre d'un traitement palliatif, l'hormonothérapie vise à ralentir la progression de la tumeur, à soulager les symptômes et à améliorer la qualité de vie des patients. Pour les tumeurs hormono-résistantes qui ne répondent plus au traitement standard, des approches innovantes sont développées, telles que les hormonothérapies combinées, les nouveaux inhibiteurs ou les stratégies immunothérapeutiques.

En résumé, l'hormonothérapie est un élément essentiel du traitement des tumeurs hormonodépendantes. Elle est capable de contrôler la croissance tumorale, d'améliorer la qualité de vie et de prévenir les rechutes. Le choix minutieux du traitement et la surveillance des effets secondaires sont essentiels pour garantir le meilleur bénéfice possible pour les patients, tant dans un contexte curatif que palliatif. Le développement continu de ces thérapies offre l'espoir d'améliorer les options thérapeutiques pour les patients atteints de cancer hormono-dépendant.

Médecine transgenre et hormonothérapie

L'hormonothérapie de réassignation sexuelle est un élément central de la prise en charge médicale des personnes transgenres. Elle vise à faire correspondre les caractéristiques physiques et les profils hormonaux à l'identité de genre des patients* et à améliorer leur qualité de vie et leur bien-être psychologique. L'hormonothérapie peut être administrée aussi bien aux femmes transgenres (male-to-female, MTF) qu'aux hommes transgenres (female-to-male, FTM) et nécessite une approche individualisée, basée sur des données probantes.

Chez les femmes transgenres, l'hormonothérapie consiste typiquement en l'administration d'œstrogènes afin d'induire des effets féminisants. Ceux-ci comprennent le développement du tissu mammaire, la redistribution de la graisse corporelle dans un schéma de répartition de la graisse féminine, la réduction de la masse musculaire et l'assouplissement de la peau. En outre, la production de testostérone est supprimée par l'administration d'anti-androgènes tels que la spironolactone ou l'acétate de cyprotérone. L'accent est mis sur l'abaissement du niveau de testostérone dans la plage de référence féminine et sur l'adaptation des taux d'œstrogènes aux valeurs physiologiques des femmes cisgenres. Chez les hommes transgenres, la testostérone est administrée afin de favoriser les changements masculinisants. Ceux-ci comprennent le développement de la pilosité faciale et corporelle, une augmentation de la masse musculaire, un approfondissement de la voix et une réduction du tissu adipeux au niveau de la poitrine. Les taux de testostérone sont augmentés jusqu'à atteindre la plage de référence masculine, le traitement étant généralement administré par des préparations intramusculaires ou transdermiques.

Les effets à long terme de l'hormonothérapie de réassignation sexuelle font l'objet d'une recherche intensive sur . Les changements physiques apparaissent généralement au cours des deux premières années, tandis que l'effet maximal n'est souvent visible qu'après plusieurs années. À long terme, l'hormonothérapie entraîne une amélioration de la qualité de vie, une diminution de la dysphorie de genre et des effets positifs sur la santé mentale, notamment une réduction de l'anxiété et de la dépression. Toutefois, les risques et effets secondaires potentiels doivent être surveillés de près. Les traitements œstrogéniques présentent un risque accru d'événements thromboemboliques, en particulier avec l'utilisation d'éthinylestradiol, qui est généralement évitée. En revanche, la testostérone peut augmenter le risque d'érythrocytose et nécessite un contrôle régulier de l'hématocrite. Une surveillance régulière de la santé hépatique, cardiaque et osseuse est essentielle, tant pour les traitements à base d'œstrogènes que pour ceux à base de testostérone.

L'hormonothérapie de réassignation sexuelle a des effets psychologiques et sociaux profonds. Elle entraîne généralement une nette amélioration de la satisfaction corporelle, renforce la confiance en soi et facilite l'intégration sociale. Malgré ces effets positifs, de nombreuses personnes transgenres continuent de faire face à des défis allant de la stigmatisation sociale à la discrimination dans des contextes médicaux et professionnels. Ces aspects soulignent la nécessité d'une prise en charge globale, comprenant un soutien médical, psychologique et social.

Les défis et les questions éthiques jouent un rôle central dans la médecine transgenre. L'un des principaux défis consiste à garantir un accès équitable aux soins hormonaux et chirurgicaux. Dans de nombreux pays, des barrières importantes subsistent, notamment des obstacles financiers, une pénurie de professionnels qualifiés et des lourdeurs administratives qui entravent l'accès aux soins. Les questions éthiques concernent également l'autonomie et la capacité de décision des patients*, en particulier chez les mineurs, pour lesquels l'introduction d'un blocage de la puberté ou d'une hormonothérapie doit être soigneusement pesée. Il existe une tension entre la protection de la santé à long terme et la nécessité de prendre des mesures précoces pour réduire la dysphorie de genre.

Pédiatrie et troubles de la puberté

Le traitement des troubles de la croissance et du retard pubertaire en pédiatrie nécessite une compréhension approfondie des mécanismes endocriniens qui contrôlent la croissance et le développement pubertaire. Les troubles de la croissance peuvent être causés par des facteurs génétiques, hormonaux ou systémiques, tandis que le retard pubertaire est généralement dû à une activation insuffisante de l'axe hypothalamo-hypophyso-gonadique. L'intervention hormonale ciblée joue un rôle crucial dans les deux cas, en particulier dans les syndromes tels que les syndromes de Turner et de Klinefelter.

En cas de troubles de la croissance, le traitement vise souvent à favoriser la croissance en longueur et à permettre d'atteindre la taille finale génétiquement prédéterminée. L'un des principaux traitements consiste à administrer de l'hormone de croissance (GH), en particulier aux enfants présentant un déficit documenté en hormone de croissance, un syndrome de Turner, une maladie rénale chronique ou d'autres troubles de la croissance. L'hormone de croissance agit en favorisant la production d'insuline -like-growth-factor-1 (IGF-1), ce qui stimule la prolifération cellulaire et les plaques de croissance osseuse. Dans le cas du syndrome de Turner, caractérisé par la perte totale ou partielle d'un chromosome X, l'hormone de croissance est souvent utilisée en combinaison avec des œstrogènes afin de stimuler la croissance et de favoriser le développement pubertaire.

Le traitement du retard de puberté nécessite une évaluation minutieuse de la cause et de l'impact psychosocial du retard. Chez les adolescentes souffrant d'un retard de développement constitutionnel, une cause fréquente, une intervention hormonale n'est pas toujours nécessaire, car la puberté survient généralement de manière spontanée. Toutefois, si le stress psychosocial est important, un traitement à court terme avec de faibles doses de testostérone chez les garçons ou d'œstrogènes chez les filles peut aider à déclencher la puberté et à réduire le stress psychologique. En cas de causes pathologiques telles qu'un hypogonadisme hypogonadotrope , des hormones gonadotropes ou des thérapies de libération de la gonadotrophine (GnRH) sont utilisées pour stimuler la production d'hormones endogènes et permettre le développement normal de la puberté.

Les syndromes spécifiques tels que le syndrome de Turner et le syndrome de Klinefelter nécessitent des approches thérapeutiques sur mesure. Dans le cas du syndrome de Turner, outre l'hormone de croissance, les œstrogènes sont utilisés pour induire et maintenir la puberté afin de favoriser le développement des caractères sexuels secondaires et la densité osseuse. Dans le cas du syndrome de Klinefelter, qui se caractérise par la présence d'un chromosome X supplémentaire chez les patients de sexe masculin, il existe souvent un déficit en testostérone. Les thérapies à base de testostérone sont utilisées pour stimuler la masse musculaire, la densité osseuse et le développement sexuel. Dans les deux syndromes, une surveillance à vie est nécessaire pour éviter les complications à long terme telles que les maladies cardiovasculaires ou l'ostéoporose .

Les interventions hormonales précoces peuvent offrir des avantages considérables, mais aussi avoir des conséquences à long terme. Dans le cas des thérapies à base d'hormone de croissance, on s'inquiète des effets potentiels sur l'homéostasie du glucose et d'un risque accru de certains cancers, bien que les preuves à cet égard soient limitées. L'induction hormonale de la puberté peut augmenter le risque d'obstruction de la plaque de croissance et de diminution de la taille finale si n'est pas suffisamment surveillé. En outre, des conséquences psychologiques peuvent survenir, notamment si les attentes liées au traitement ne sont pas satisfaites ou si des problèmes sociaux et émotionnels persistent en raison de la maladie sous-jacente.

Partie III : Bénéfices, risques et controverses

Avantages de l'hormonothérapie

L'hormonothérapie offre des avantages importants dans différents contextes médicaux, car elle vise spécifiquement à réguler les déséquilibres hormonaux. Elle contribue de manière significative à l'amélioration de la qualité de vie, à la prévention des maladies et au soutien dans des phases spécifiques de la vie où les changements hormonaux jouent un rôle central.

L'amélioration de la qualité de vie par l'hormonothérapie est à souligner dans les états associés à une carence ou à une dérégulation des hormones. Chez les femmes ménopausées, le traitement hormonal substitutif (THS) atténue les symptômes tels que les bouffées de chaleur, les troubles du sommeil, la sécheresse vaginale et les sautes d'humeur. Ces symptômes peuvent avoir un impact considérable sur le fonctionnement quotidien et le bien-être. L'apport ciblé d'œstrogènes, souvent en combinaison avec des progestatifs, permet de rétablir l'équilibre hormonal, ce qui entraîne une amélioration sensible de la qualité de vie physique et psychique. Chez les hommes souffrant d'hypogonadisme, la thérapie de remplacement de la testostérone entraîne une restauration de la libido, une amélioration de la masse musculaire et une augmentation du niveau d'énergie, ce qui contribue à une amélioration de la qualité de vie et du bien-être général.

La prévention des maladies est un autre avantage clé de l'hormonothérapie. Par exemple, chez les femmes ménopausées, le traitement hormonal substitutif réduit le risque d'ostéoporose et les fractures qui y sont associées, car les œstrogènes inhibent la résorption osseuse et augmentent la densité osseuse. Dans des groupes spécifiques, comme les femmes souffrant d'une insuffisance ovarienne précoce, le traitement hormonal substitutif protège contre les conséquences à long terme d'une carence en œstrogènes, y compris les maladies cardiovasculaires et les troubles cognitifs. Chez les hommes également, en normalisant les taux de testostérone, l'hormonothérapie peut aider à prévenir les maladies métaboliques telles que la résistance à l'insuline et les troubles du métabolisme lipidique, qui sont souvent associés à une carence en testostérone. En pédiatrie, l'hormonothérapie ciblée contribue à corriger les troubles de la croissance ou les retards de développement pubertaire, ce qui améliore la santé physique et mentale à long terme.

L'hormonothérapie joue également un rôle important dans des phases spécifiques de la vie où des changements hormonaux se produisent. Pendant la phase de reproduction, les hormones peuvent aider à réguler les troubles du cycle ou à favoriser la fertilité, par exemple par l'induction de l'ovulation chez les femmes atteintes du syndrome des ovaires polykystiques (SOPK) ou par la thérapie aux gonadotrophines chez les hommes souffrant d'infertilité d'origine hormonale. Pendant l'adolescence, l'hormonothérapie est utilisée pour traiter les troubles du développement, par exemple en cas de puberté retardée ou de syndromes tels que les syndromes de Turner et de Klinefelter. Dans la médecine transgenre, l'hormonothérapie de réassignation sexuelle est essentielle pour adapter les caractéristiques physiques à l'identité de genre, ce qui permet non seulement d'obtenir des changements physiques, mais aussi de favoriser le bien-être psychologique et l'intégration sociale.

L'hormonothérapie offre de multiples avantages, allant du traitement des symptômes aigus à la prévention des complications à long terme pour la santé. Elle améliore la qualité de vie, protège contre les maladies graves et apporte un soutien lors des phases cruciales de la vie où les changements hormonaux jouent un rôle central. Son efficacité dépend toutefois d'une adaptation individuelle, d'une surveillance attentive et d'une réévaluation continue afin d'adapter au mieux le traitement aux besoins des patients et de minimiser les risques potentiels.

Risques et effets secondaires

L'hormonothérapie, bien qu'elle présente des avantages considérables dans de nombreux cas, s'accompagne de risques et d'effets secondaires spécifiques qui doivent être soigneusement évalués. Parmi les principaux risques figurent les risques de thrombose, un risque potentiellement accru de certains cancers et d'autres complications possibles, qui varient en fonction du groupe de patients et du type de traitement.

L'un des principaux risques de l'hormonothérapie est la probabilité accrue d'événements thromboemboliques. Cela concerne en particulier les femmes qui suivent un traitement hormonal substitutif systémique (THS) à base d'œstrogènes. Le mécanisme derrière ce risque réside dans l'effet procoagulant des œstrogènes, qui peuvent augmenter la tendance du sang à coaguler. Des études montrent que le risque de thrombose veineuse, comme la thrombose veineuse profonde ou l'embolie pulmonaire, est plus élevé avec les préparations à base d'œstrogènes administrées par voie orale qu'avec les applications transdermiques. Les hommes qui reçoivent des thérapies de remplacement de la testostérone peuvent également présenter un risque accru de thrombose, en particulier si le traitement entraîne une érythrocytose qui augmente le volume et la viscosité du sang.

Un autre risque important concerne le développement de tumeurs hormono-dépendantes. Chez les femmes qui reçoivent un traitement hormonal substitutif combiné à base d'œstrogènes et de progestatifs, le risque de cancer du sein est légèrement plus élevé, en particulier lorsqu'il est utilisé pendant de nombreuses années au-delà de cinq ans. Les thérapies œstrogéniques pures, souvent utilisées chez les femmes sans utérus, semblent moins augmenter ce risque. En ce qui concerne le cancer de l'endomètre, il existe un risque accru en cas d'apport insuffisant de progestérone, car les œstrogènes favorisent la prolifération de l'endomètre. Chez les hommes recevant un traitement de substitution à la testostérone, les inquiétudes concernant le cancer de la prostate ont longtemps été un sujet de controverse. Des études récentes indiquent qu'un traitement bien surveillé n'augmente pas significativement le risque, mais une surveillance critique reste nécessaire.

Outre ces complications principales, d'autres effets secondaires peuvent également survenir, comme les risques cardiovasculaires, en particulier chez les patients* âgés ou présentant des facteurs de risque préexistants. Les traitements hormonaux à long terme peuvent avoir des effets métaboliques, comme une influence sur le métabolisme des lipides, la sensibilité à l'insuline et la fonction hépatique. Le traitement à la testostérone peut entraîner des effets secondaires tels que l'apnée du sommeil, l'acné ou la chute des cheveux, tandis que la rétention d'eau et la tension mammaire sont fréquentes avec les traitements aux œstrogènes.

L'évaluation des bénéfices et des risques est essentielle et nécessite une approche individuelle des patientes. Chez les jeunes femmes ménopausées sans facteurs de risque significatifs, les avantages du traitement hormonal substitutif, notamment en termes de soulagement des symptômes et de prévention de l'ostéoporose, peuvent l'emporter sur les risques. Toutefois, pour les femmes âgées ou celles présentant un risque accru de thrombose, de cancer du sein ou de maladies cardiovasculaires, la prudence est de mise et des stratégies de traitement alternatives doivent être envisagées. Chez les hommes souffrant d'hypogonadisme, les bénéfices du traitement par la testostérone l'emportent souvent sur les risques, en particulier si l'hématocrite et la santé de la prostate sont surveillés de près. Les personnes transgenres tirent un bénéfice considérable de l'hormonothérapie de réassignation sexuelle , bien que la surveillance des effets secondaires à long terme soit indispensable pour minimiser les risques potentiels tels que les complications cardiovasculaires.

En ce qui concerne les conséquences à long terme de l'hormonothérapie, nous savons aujourd'hui qu'elles dépendent fortement du groupe de patients, du type de traitement et de la durée d'utilisation. Alors que de nombreuses complications sont bien documentées, la recherche sur les risques à long terme et les effets tardifs potentiels reste un domaine dynamique. L'hypothèse dite du "timing" dans le traitement hormonal substitutif suggère que le début du traitement à un âge plus jeune (dans les dix ans suivant la ménopause) est associé à des risques cardiovasculaires plus faibles et à un meilleur rapport bénéfice/risque qu'un début plus tardif. Des études à long terme sur les thérapies à base de testostérone chez les hommes ont montré que les risques graves sont rares si elles sont utilisées et surveillées correctement, mais que les effets à long terme sur la santé cardiovasculaire et la prévention du cancer de la prostate doivent être étudiés plus avant.

En résumé, l'hormonothérapie présente à la fois des avantages considérables et des risques spécifiques qui nécessitent une évaluation individuelle et minutieuse. Des approches modernes basées sur des preuves, un suivi régulier et la prise en compte des facteurs spécifiques au patient sont essentiels pour rendre le traitement sûr et efficace. Des recherches à long terme restent nécessaires pour approfondir la compréhension des effets tardifs potentiels et pour continuer à optimiser les normes thérapeutiques.

Controverses et débats de société

Le rôle des entreprises pharmaceutiques dans la popularisation de l'hormonothérapie, notamment dans le traitement des processus de vieillissement, est complexe et a des implications à la fois scientifiques et éthiques. Les entreprises pharmaceutiques ont largement contribué au développement et à la commercialisation des thérapies hormonales de substitution, non sans controverses. L'utilisation d'hormones sur le marché anti-âge soulève notamment des questions sur les abus, la base scientifique et la responsabilité éthique.

Les entreprises pharmaceutiques ont amélioré la disponibilité et l'efficacité des thérapies hormonales grâce à une recherche et un développement approfondis. Dans des domaines tels que le traitement de la ménopause - et de l'andropause, elles ont développé des produits dont il a été démontré qu'ils améliorent la qualité de vie et préviennent des maladies telles que l'ostéoporose ou les maladies cardiovasculaires. Dans le même temps, cependant, des stratégies de marketing intensives ont contribué à présenter l'hormonothérapie non seulement comme une nécessité médicale, mais aussi comme un traitement de style de vie. Dans les années 1990 en particulier, les thérapies hormonales de substitution pour les femmes ont été promues comme une "panacée" pour une apparence jeune, de l'énergie et une bonne santé, souvent sans une présentation différenciée des risques potentiels. Ce marketing a contribué à l'utilisation généralisée des hormones, même chez les femmes sans indication médicale.

Sur le marché anti-âge, l'abus d'hormones, notamment de testostérone, d'hormone de croissance et de DH®A (déhydroépiandrostérone), est devenu un problème croissant. Ces substances sont souvent commercialisées en tant que moyens d'améliorer la vitalité, la masse musculaire et les performances cognitives, bien que leurs avantages et risques à long terme pour la santé dans ce contexte ne soient pas suffisamment étayés par la science. Le fait que de nombreuses pratiques anti-âge se déroulent en dehors des soins médicaux réglementés est particulièrement problématique. Des doses élevées d'hormones sont souvent prescrites aux patients sans indications claires ni suivi régulier. Cela entraîne non seulement des effets secondaires potentiellement graves tels que des complications cardiovasculaires, des déséquilibres hormonaux et un risque accru de cancer, mais aussi une perte de confiance dans la communauté médicale.

Les défis scientifiques et éthiques concernent aussi bien la recherche clinique que la commercialisation des hormones. Sur le plan scientifique, les preuves relatives à de nombreuses applications anti-âge des hormones restent limitées ou contradictoires. Les études cliniques qui examinent de manière exhaustive les avantages et les risques potentiels sont souvent coûteuses et prennent du temps, ce qui fait que de nombreuses affirmations sur les avantages des traitements anti-âge hormonaux ne sont pas suffisamment étayées par des recherches de qualité. Ce qui pose un problème éthique, c'est que dans certains cas, des incertitudes ou des lacunes dans les connaissances sont délibérément ignorées afin de stimuler la demande pour ces produits.

Un autre problème éthique est le ciblage des groupes vulnérables. Les femmes ménopausées et les personnes âgées en général sont souvent des groupes cibles de stratégies de marketing agressives qui leur suggèrent que le processus naturel de vieillissement constitue un "déficit" qui doit être corrigé. Cela peut conduire non seulement à un traitement excessif, mais aussi à une pression sociale accrue pour rester jeune et performant.

Les entreprises pharmaceutiques ont également la responsabilité de publier de manière transparente les résultats des essais cliniques, y compris les risques potentiels des thérapies hormonales de substitution. Les cas où les résultats négatifs des études ont été supprimés ou minimisés ont considérablement entamé la confiance dans le secteur. Parallèlement, des études indépendantes telles que la Women's Health Initiative (WHI), qui ont mis en évidence les risques liés aux traitements hormonaux de substitution, ont contribué à préciser les indications de ces traitements et à mettre l'accent sur une utilisation plus personnalisée et plus sûre.

En résumé, on peut dire que les entreprises pharmaceutiques jouent un rôle ambivalent dans la popularisation de l'hormonothérapie. D'une part, elles contribuent au développement de traitements qui changent la vie, mais d'autre part, elles encouragent parfois l'abus d'hormones, notamment sur le marché anti-âge, par des stratégies de marketing agressives et une transparence insuffisante. Les défis scientifiques et éthiques nécessitent une réglementation plus stricte, un accent plus important sur la médecine fondée sur les preuves et une réflexion critique sur les conséquences à long terme de la commercialisation des hormones. Cela est essentiel pour garantir la sécurité et la confiance des patients dans les thérapies hormonales.

Partie IV : L'avenir des thérapies hormonales

Nouveaux développements et technologies

L'hormonothérapie bénéficie de plus en plus des nouveaux développements et technologies en biologie moléculaire, en génétique , en médecine de précision et en formes d'administration innovantes telles que la nanotechnologie. Ces progrès permettent des traitements plus personnalisés et plus efficaces, qui non seulement améliorent l'efficacité, mais minimisent aussi les effets secondaires .

Les progrès de la biologie moléculaire et de la génétique ont permis d'approfondir considérablement la compréhension des voies de signalisation hormonale. Des technologies telles que le séquençage génétique et CRISPR-Cas9 ont permis d'identifier des variations génétiques qui influencent la sensibilité aux hormones ou modulent l'efficacité de l'hormonothérapie. Par exemple, des polymorphismes génétiques spécifiques qui influencent la réponse aux thérapies à base d'œstrogènes - ou de testostérone ont été identifiés. Ces découvertes pourraient permettre de traiter les patients* de manière ciblée en fonction de leur profil génétique. La recherche sur le cancer a permis de découvrir des marqueurs moléculaires qui guident le choix de l'anti-hormonothérapie dans le cas de tumeurs hormonodépendantes comme le cancer du sein ou de la prostate . Ces marqueurs permettent d'individualiser les thérapies et de détecter précocement les résistances, ce qui améliore considérablement les stratégies de traitement.

La médecine de précision a le potentiel de révolutionner l'hormonothérapie en permettant des approches thérapeutiques adaptées aux besoins individuels. En combinant des informations génétiques, épigénétiques et métaboliques, il est possible de développer des thérapies sur mesure, parfaitement adaptées aux besoins et aux conditions biologiques des patients*. Par exemple, dans le traitement du cancer du sein hormono-dépendant , l'expression des récepteurs des œstrogènes et de la progestérone ainsi que de HER2 est désormais prise en compte afin de cibler le traitement. Des approches similaires pourraient être étendues à d'autres applications de l'hormonothérapie, comme le traitement des troubles endocriniens ou des modifications hormonales liées à l'âge.

Les innovations dans la technologie des formes d'administration ont rendu l'administration d'hormones plus sûre, plus efficace et plus conviviale. La nanotechnologie joue un rôle de plus en plus important dans ce domaine. Les nanoparticules permettent de transporter les hormones de manière ciblée dans des tissus ou des cellules spécifiques, ce qui réduit les effets secondaires systémiques . Cette technologie est par exemple étudiée pour le développement de médicaments qui déploient un effet maximal avec un dosage minimal et qui augmentent considérablement la biodisponibilité. Les formulations liposomales et les microcapsules à base de polymères offrent la possibilité de libérer des hormones de manière contrôlée sur des périodes prolongées, ce qui améliore la compliance des patients*. Les patchs transdermiques, les systèmes de micro-aiguilles et les applications intranasales sont d'autres exemples de formes galéniques innovantes qui complètent ou remplacent l'administration traditionnelle par voie orale ou intramusculaire.

La combinaison de ces avancées ouvre de nouvelles perspectives pour l'hormonothérapie. Par exemple, les patients* atteints de tumeurs hormonodépendantes pourraient recevoir des traitements précis adaptés à leurs profils moléculaires, tout en utilisant des technologies innovantes pour la délivrance ciblée de médicaments. Dans le traitement des troubles endocriniens tels que l'hypogonadisme ou la ménopause, des doses et des formes galéniques adaptées individuellement pourraient minimiser les effets secondaires et améliorer la qualité de vie des personnes concernées.

À long terme, les progrès de l'intelligence artificielle (IA) et de l'analyse des données joueront probablement un rôle clé en traitant de grandes quantités de données cliniques et génétiques et en identifiant des modèles qui permettront de développer de nouvelles thérapies et d'optimiser les approches existantes.

Approches alternatives

Les approches alternatives telles que l'utilisation de phytohormones végétales et les interventions sur le mode de vie gagnent de plus en plus en importance dans le traitement des troubles hormonaux . Ces approches offrent des options qui sont souvent perçues comme des alternatives plus douces à l'hormonothérapie classique. Alors que les phytohormones végétales sont particulièrement utilisées en médecine complémentaire, les changements de style de vie peuvent offrir un soutien fondamental dans la régulation des déséquilibres hormonaux.

Les phytohormones végétales sont des composés végétaux qui ont une structure et une fonction similaires à celles des hormones humaines, notamment les œstrogènes . Les isoflavones , que l'on trouve dans les graines de soja, le trèfle rouge et d'autres plantes, ainsi que les lignanes, que l'on trouve dans les graines de lin, en sont les représentants les plus connus. Ces composés se lient aux récepteurs d'œstrogènes et peuvent aussi bien déployer un effet de type œstrogène (agoniste) qu'inhiber l'action de l'œstrogène endogène (antagoniste), selon leur concentration et le type de récepteur. Dans le traitement des symptômes de la ménopause tels que les bouffées de chaleur et les troubles du sommeil, les phyto-œstrogènes sont souvent utilisés comme alternative au traitement hormonal de substitution classique. Des études montrent qu'ils peuvent entraîner des améliorations modérées de ces symptômes, mais leur efficacité reste limitée par rapport aux hormones synthétiques. Ils sont toutefois considérés comme plus sûrs, car ils ne sont pas associés à un risque accru de cancer du sein ou de thrombose, bien que des recherches supplémentaires soient nécessaires pour clarifier les effets à long terme.

Outre les phytohormones, d'autres préparations à base de plantes telles que le gattilier, l'actée à grappes noires et l'huile d'onagre jouent un rôle dans la médecine complémentaire. Elles sont surtout utilisées en cas de syndrome prémenstruel (SPM), de troubles de la ménopause ou de cycles irréguliers. Bien que de nombreuses utilisatrices rapportent des effets positifs, les preuves scientifiques de leur efficacité sont souvent limitées et les mécanismes d'action exacts ne sont pas entièrement compris. Néanmoins, ils représentent une option pour les patientes qui préfèrent une approche naturelle ou pour lesquelles les thérapies hormonales synthétiques sont contre-indiquées.

Les interventions liées au mode de vie jouent également un rôle central dans la prévention et le traitement des troubles hormonaux. L'activité physique a un effet positif sur l'équilibre hormonal en améliorant la sensibilité à l'insuline, en régulant les niveaux de cortisol et en influençant la production d'hormones sexuelles. Une activité physique régulière peut notamment aider à stabiliser l'équilibre hormonal en cas de syndrome des ovaires polykystiques (SOPK) et à améliorer les symptômes tels que les cycles irréguliers ou l'obésité. De même, chez les hommes souffrant d'un déficit en testostérone lié à l'âge, un mode de vie actif peut contribuer à augmenter le taux naturel de testostérone et à maintenir la masse musculaire.

L'alimentation joue également un rôle essentiel dans la régulation des fonctions hormonales. Une alimentation équilibrée, riche en acides gras insaturés, céréales complètes, fruits et légumes, favorise la production et la régulation hormonales. En particulier, les aliments à faible indice glycémique peuvent aider à améliorer la sensibilité à l'insuline, ce qui est essentiel en cas de troubles hormonaux tels que le SOPK ou le syndrome métabolique. En outre, un apport suffisant en micronutriments tels que la vitamine D, le magnésium et le zinc peut soutenir la fonction endocrinienne.

La gestion du stress est un autre aspect important, car le stress chronique peut augmenter les niveaux de cortisol et dérégler l'axe hypothalamus, hypophyse et surrénales (axe HPA). Cette dérégulation peut avoir des effets négatifs sur la production d'hormones sexuelles et sur la fonction thyroïdienne. Les techniques de relaxation telles que le yoga, la méditation et l'entraînement à la pleine conscience peuvent aider à réduire le stress et à rétablir l'équilibre hormonal.

^Ainsi, les phytohormones végétales et les interventions liées au mode de vie offrent des alternatives ou des compléments précieux aux thérapies hormonales conventionnelles. Alors que les phytohormones et les approches complémentaires présentent souvent moins d'effets secondaires, leur efficacité reste limitée par rapport aux hormones synthétiques. En revanche, les interventions liées au mode de vie, telles que l'exercice, l'alimentation et la gestion du stress, peuvent jouer un rôle central dans la prévention et le traitement des troubles hormonaux en aidant le corps à réguler naturellement son équilibre hormonal. Ces approches exigent toutefois un engagement important et une continuité de la part des patients, raison pour laquelle une adaptation individuelle et des conseils de la part de professionnels sont essentiels.

Perspectives de recherche

La recherche sur l'hormonothérapie est un domaine dynamique et interdisciplinaire qui englobe de nombreuses questions ouvertes, des approches cliniques innovantes et des possibilités technologiques. Les études à long terme, les nouvelles stratégies cliniques ainsi que l'intégration du big data et de l'intelligence artificielle (IA) jouent un rôle crucial dans l'amélioration de la compréhension et de l'utilisation des traitements hormonaux.

Les questions en suspens dans l'hormonothérapie concernent à la fois les mécanismes et les effets à long terme. Malgré des études approfondies, on ne sait toujours pas pourquoi certains patients* répondent mieux que d'autres aux traitements hormonaux. La variabilité individuelle pourrait être due à des différences génétiques, à des modifications épigénétiques ou à des facteurs environnementaux, ce qui souligne la nécessité d'approches personnalisées. La durée et le dosage optimaux des traitements hormonaux ne sont pas non plus totalement élucidés. Dans le cas de l'hormonothérapie substitutive (traitement hormonal de substitution) pour les femmes ménopausées, il existe une incertitude quant à son influence à long terme sur les maladies cardiovasculaires, la démence et certains cancers. En ce qui concerne l'androgénothérapie pour les hommes souffrant d'un déficit en testostérone lié à l'âge, le profil risque/bénéfice n'est pas non plus définitivement établi, notamment en ce qui concerne le cancer de la prostate et les événements cardiovasculaires.

Les études à long terme sont essentielles pour mieux évaluer la sécurité et l'efficacité des traitements hormonaux. De grandes études basées sur des cohortes, telles que la Women's Health Initiative (WHI), ont fourni des informations précieuses, mais ont également suscité la controverse. Les études futures devraient viser à examiner de plus près des groupes de patients spécifiques afin de développer des recommandations différenciées pour différents groupes d'âge, sexes et profils de risque. Des essais contrôlés randomisés (ECR) pourraient par exemple évaluer de nouvelles préparations hormonales, des combinaisons innovantes ou des formes galéniques alternatives afin de mieux comprendre les effets aigus et à long terme. En outre, des études précliniques sont nécessaires pour poursuivre l'exploration des bases moléculaires des voies de signalisation hormonale et identifier de nouvelles cibles potentielles.

De nouvelles approches cliniques pourraient être propulsées par les progrès de la médecine de précision. L'intégration de données génétiques et épigénétiques permet de développer des thérapies sur mesure, mieux *adaptées* aux besoins individuels des patientes. *L'étude des biomarqueurs moléculaires pourrait aider à* identifier *les patientes* qui bénéficient particulièrement de traitements hormonaux spécifiques, ou celles qui sont exposées à un risque accru d'effets secondaires. Ceci est particulièrement pertinent pour les tumeurs hormonodépendantes telles que le cancer du sein ou de la prostate, où la résistance aux traitements anti-hormonaux constitue un problème majeur. Dans ce cas, de nouvelles approches, telles que les thérapies combinées ou les médicaments ciblés, pourraient améliorer l'efficacité et surmonter les résistances.

L'importance du Big Data et de l'intelligence artificielle (IA) dans la recherche sur l'hormonothérapie croît rapidement. De grandes quantités de données provenant de dossiers médicaux électroniques, de bases de données génétiques et d'études cliniques offrent la possibilité d'identifier des modèles qui ne seraient pas visibles avec des méthodes traditionnelles. Les algorithmes basés sur l'IA peuvent aider à décrypter les liens complexes entre les variations génétiques, les profils hormonaux et les résultats des traitements. L'apprentissage automatique pourrait également développer des modèles prédictifs qui calculent la probabilité de succès du traitement ou d'effets secondaires pour des patients* individuels. Ces approches pourraient également contribuer à identifier de nouvelles cibles ou à développer des doses et des stratégies de traitement optimales.

Un autre domaine passionnant est l'utilisation de l'IA pour la découverte de nouveaux composés hormonaux.

À l'aide d'algorithmes de docking de molécules, des millions de substances potentielles peuvent être testées virtuellement afin d'identifier celles qui interagissent avec des récepteurs hormonaux spécifiques. Cette approche accélère considérablement le processus de développement de nouveaux médicaments et réduit les coûts. Parallèlement, les analyses prédictives pourraient aider à identifier les effets secondaires potentiels à un stade précoce, ce qui permettrait d'améliorer la sécurité des nouvelles thérapies.

Mot de la fin

L'hormonothérapie est un élément essentiel de la médecine moderne et comprend un large éventail d'applications allant du traitement des troubles hormonaux au soutien de phases spécifiques de la vie. Son efficacité se manifeste notamment dans l'amélioration de la qualité de vie, la prévention de maladies telles que l'ostéoporose et le traitement de tumeurs hormonodépendantes. Malgré ces succès, les thérapies hormonales ne sont pas exemptes de risques. Les risques de thrombose, les risques éventuels de cancer et d'autres complications nécessitent une évaluation minutieuse des avantages et des risques. Les progrès de la biologie moléculaire, de la médecine de précision et de la technologie ont toutefois contribué à rendre ces thérapies plus personnalisées, plus sûres et plus efficaces.

L'avenir de l'hormonothérapie est très prometteur. L'intégration du big data et de l'intelligence artificielle permettra de mieux comprendre les interactions complexes du système endocrinien et de mettre en place des approches thérapeutiques personnalisées. Les progrès de la génétique et de l'épigénétique ouvrent de nouvelles possibilités d'adapter précisément les thérapies aux besoins individuels des patientes. Des technologies telles que la nanomédecine pourraient révolutionner les formes d'administration et l'efficacité des traitements hormonaux, tandis que des recherches innovantes ouvrent potentiellement de nouveaux champs d'application. Parallèlement, les approches alternatives telles que les phytohormones à base de plantes et les interventions liées au mode de vie continueront à jouer un rôle important, en particulier pour les patientes qui préfèrent les options naturelles ou non invasives.

Un appel au lectorat est d'une importance capitale : des décisions informées sont la clé d'une hormonothérapie sûre et efficace. Cela nécessite à la fois une information approfondie des patientes et une étroite collaboration interdisciplinaire entre les médecins, les chercheurs, les entreprises pharmaceutiques et les décideurs politiques. L'adaptation individuelle du traitement aux besoins biologiques, sociaux et psychologiques des patientes devrait toujours être au premier plan. Parallèlement, il est essentiel de continuer à examiner de manière critique comment les aspects scientifiques, technologiques et éthiques peuvent être combinés dans la pratique afin d'exploiter pleinement le potentiel de l'hormonothérapie et de minimiser les risques éventuels.

En résumé, l'hormonothérapie reste un domaine fascinant et dynamique de la médecine qui, grâce à des progrès constants, peut améliorer la qualité de vie et la santé de nombreuses personnes. Son succès dépend toutefois de manière décisive de la façon dont nous mettons en œuvre les dernières connaissances scientifiques dans la pratique clinique tout en tenant compte des besoins et des préférences individuels des patients*. Le développement de ces thérapies n'est pas seulement un défi, mais aussi une opportunité de repousser les limites de la médecine moderne et de poser de nouveaux jalons pour la médecine personnalisée.

Index

Acétylation 52
Adénomes 30, 35, 43
Adrénaline 19, 27
syndrome adrénogénital 45, 46
AGS 45, 46, 47
Aldostérone 23, 42, 43
Alendronate 84
Processus de vieillissement 17
Dérivés d'acides aminés 19
Excès d'androgènes 47
Andrologie 94, 96
Antithyroïdiens 67, 68
Maladies auto-immunes 22, 49
Basedow 35, 49, 50, 68
Imagerie 28, 40, 46
Hormones bio-identiques 71, 74
Bisphosphonates 41, 83, 84, 85, 87, 89
Hypertension artérielle 23, 41, 42, 43, 44, 45, 60
Tests sanguins 22, 24
Messagers chimiques 13, 15, 19, 20
Cancer du sein 55, 84, 91, 100, 101, 102, 113, 114, 121, 123
Calcimimétiques 41
Calcitonine 45
Calcium 88, 92, 93, 94
Tomographie assistée par ordinateur 28, 29, 42
Syndrome de Conn 23, 42, 44
CRISPR-Cas9 120
Syndrome de Cushing 23, 27, 42, 43, 44
Degarelix 102
Dénosumab 41, 85, 86, 87, 88, 89, 91, 102
Diabète 13, 17, 24, 48, 49, 50, 51, 60, 61, 73
Méthylation de l'ADN 51
Ovulation 14, 21, 36, 37, 38, 56, 98
Maturation des ovules 14, 98, 100

Troubles électrolytiques 42
Troubles électrolytiques 23, 33, 41, 43, 44
Hyperplasie de l'endomètre 55, 79, 90
Facteurs épigénétiques 51
Épuisement 31, 32, 57
Médecine de la fertilité 54, 56
Reproduction 13, 16, 17, 19, 100
FSH 36, 37, 40, 57, 98, 99
Génétique 44, 51, 120, 130
Séquençage de gènes 120
Glandes sexuelles 19
Progestatifs 110, 113
Perte de poids 33, 34
Prise de poids 31, 32, 37, 43, 60, 66, 102
Glucagon 19, 23, 63, 73
Métabolisme du glucose 48, 73
Test de tolérance au glucose 24, 37
Protéine G 20
Gynécologie 76
Chute de cheveux 32, 114
Hashimoto 49, 50, 66

Hormones inhibitrices 20
Troubles du rythme cardiaque 34, 42
Hirsutisme 37, 46
Modifications des histones 51, 52
Homéostasie 19, 21, 92
Déficit hormonal 13
Rythmes hormonaux 25
Taux d'hormones 20, 21, 22, 24, 26, 27, 35, 54, 65, 66, 67, 98
Hyperparathyroïdie 39, 40, 41, 46
Hyperplasies 31, 43, 45
Hyperthyroïdie 22, 33, 35, 67, 68, 74
Hypogonadisme 23, 38, 57, 59, 94, 95, 96, 99, 108, 110, 114, 122
Hypophyse 19, 30, 35, 36, 43, 45, 66, 125
Hypothyroïdie 13, 17, 22, 31, 33, 65, 66, 67, 68, 74
Ibandronate 84
Insuline 13, 15, 19, 23, 61, 73, 107
Résistance à l'insuline 24, 37, 38, 48, 51, 53, 63, 96, 111

Gène du récepteur de l'insuline 51
Isoflavones 123
Carence en iode 22, 49
Sensibilité au froid 32, 66
Catécholamines 26, 27, 45
Désir d'enfant 17
Fractures des os 39
Métabolisme osseux 39, 78, 80, 82, 83, 90, 92
Contraceptifs 16, 17, 38, 54, 55, 69
Cortisol 19, 23, 25, 26, 27, 32, 43, 46, 59
Lévothyroxine 33, 65, 66, 74
Phase lutéale 56, 98
Imagerie par résonance magnétique 28, 30, 42
MEN 45, 46, 47
Ménopause 14, 17, 23, 25, 39, 54, 71, 76, 77, 78, 80, 110, 115, 116, 118, 122
Troubles menstruels 36, 37
Cycle menstruel 14, 36, 56, 97, 100
Metformine 38, 50
Méthylation 51, 52

Substitution des minéralocorticoïdes 47
Maladies monogéniques 45, 47
Faiblesse musculaire 39, 42, 43, 60
Surrénales 19, 23, 27, 29, 43, 46, 60, 125
Hormones surrénales 23, 25
Insuffisance surrénale 23, 25, 27, 31, 32, 33
Effets secondaires 14, 25, 28, 56, 59, 60, 61, 62, 68, 69, 70, 71, 72, 73, 80, 82, 84, 85, 88, 89, 91, 97, 100, 102, 103, 105, 112, 114, 115, 117, 120, 121, 122, 125, 128, 129
noradrénaline 9, 27
Oncologie 14, 16, 73, 75, 100
Ostéoblastes 39, 81, 83, 86
Ostéoclastes 39, 81, 83, 85, 86, 90
Ostéoporose 17, 39, 40, 41, 55, 60, 73, 77, 78, 80, 82, 83, 84, 85, 86, 87, 89, 90, 92, 93, 94,

95, 102, 108, 111, 114, 116, 130
Œstrogènes 15, 19, 23, 25, 36, 37, 39, 54, 55, 56, 69, 71, 72, 76, 79, 98, 101, 105, 120, 121, 123
Œstrogènes 14, 55, 80, 81, 90, 100, 101, 108, 111, 113, 123
Ovaires 38
Hormone parathyroïdienne 39, 40, 93
PCOS 36, 37, 38, 56, 98, 111, 124, 125
Hormones peptidiques 19, 20, 61, 62, 73
Phéochromocytomes 27
Phosphorylation 52
Progestérone 15, 23, 25, 36, 37, 54, 55, 56, 71, 72, 98, 99
Propylthiouracile 35, 67, 68
Cancer de la prostate 14, 17, 52, 86, 100, 101, 103, 113, 120, 127, 128
Biosynthèse des protéines 20
Médecine de la reproduction 14, 16, 17, 97, 100

Densité des récepteurs 21
Récepteurs 20, 54, 61, 63, 70, 81
Risédronate 84
Thyroïde 13, 19, 22, 29, 30, 31, 33, 35, 66
Hormones thyroïdiennes 20, 22, 31, 34, 35, 37, 65, 74
Hormones thyroïdiennes 13, 20, 33, 49, 65, 67, 68
Carcinome de la thyroïde 47
Tests de sérum 24
Inhibiteurs de SGLT2 50
Tests salivaires 24, 25, 26
Hormones stéroïdes 19, 20, 54, 59, 72
Tests de stimulation 23, 24
Métabolisme 13, 19, 31, 62, 65, 74
Hormones synthétiques 69, 74
Scintigraphie 28, 30, 35, 40
Tamoxifène 101, 102
Testostérone 14, 16, 23, 25, 37, 57, 58, 59, 71, 73, 94, 96, 99, 101, 104, 105, 107, 117

Thiamazole 35
Risque de thrombose 55, 73
Thyroxine 19, 22, 31, 34, 50, 65
TRAK 35, 49
Médecine transgenre 14, 59, 103
Protéines de transport 21, 24
peau sèche 32
Tyrosine kinases 20
Ultrasons 28, 29, 37

Infertilité 23, 36, 37, 98, 99, 111
Analyses d'urine 26
Acide vanillo-mandélique 27
Mésententes 32, 57, 77
Constipation 32
Vitamine D 40, 41, 88, 92, 93, 94, 125
Croissance 13, 14, 19, 62, 101, 106, 107
Zolédronate 84
Kystes 29, 31, 37, 38